Gaye Mack: Bachblüten und Chakras

W0197514

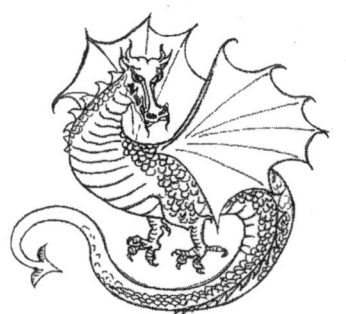

Gaye Mack

Bachblüten und Chakras

Mit Blütenessenzen
Chakras stärken und schützen

Aus dem Amerikanischen übersetzt von
Karl Friedrich Hörner

Aquamarin Verlag

1. Auflage 2013

Originaltitel: Igniting Soul Fire, Polair Publ., London
© Nature's Bridge, Inc., 2004

© Aquamarin Verlag
Voglherd 1 • D-85567 Grafing

Umschlaggestaltung: Annette Wagner

Druck: C.H. Beck • Nördlingen

ISBN 978-3-89427-641-6

Inhalt

Über die Verfasserin
Gaye Mack, M.A.

Gaye hat sich zeitlebens sehr für esoterische Philosophie, Spiritualität in der Heilkunde und für das Heilen interessiert und war unter den ersten Praktikern in den Vereinigten Staaten, die in die internationale Behandlerliste der Dr. Edward Bach Foundation aufgenommen wurden. Sie studierte Philosophie und Soziologie und erwarb ihren M.A.-Titel im Fach Integrated Professional Studies an der DePaul University in Chicago mit einer Arbeit über ganzheitliche Medizin, insbesondere die Anwendung der Bachblüten-Essenzen als einer integrativen Therapie bei Essstörungen und anderen seelischen Krankheiten.

Sie ist Verfasserin von mehreren, international veröffentlichten Artikeln über das Werk Edward Bachs und steht im *Who's Who in Medicine and Healthcare* sowie im *Who's Who in American Women*. Neben ihrer Privatpraxis leitet sie regelmäßig Workshops in Nordamerika und Großbritannien.

Obwohl sie weithin durch Großbritannien, Europa, Indien, Nepal, Afrika und Ägypten gereist ist, fühlt sie sich bei ihrer Familie in der Gegend von Chicago, Illinois, zu Hause.

Sie können die Autorin erreichen über:
Polair Publishing, P.O. Box 34886, London W8 6YR
www.polairpublishing.co.uk
www.naturesbridge.com
naturesbridge@yahoo.com

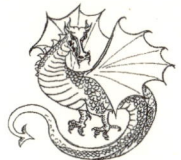

Danksagungen

Heutzutage ist es für jeden neuen Autor eine überaus schwierige Herausforderung, ein Werk zu schaffen, das der Aufmerksamkeit eines Verlegers würdig ist. Darf man es am Ende gedruckt in der Hand halten, ist dies ein ganz besonderes Geschenk.

Vor diesem Hintergrund bin ich Colum Hayward und Polair Publishing außerordentlich dankbar für die Chance, dass *Bach-Blüten und Chakras* Sie erreichen kann. Vor der eigentlichen Drucklegung bedarf der Geburtsvorgang jedes Buches einer Hebamme, das vorliegende Werk bildet da keine Ausnahme. Ohne meine Lektorin, Kärin Baltzell, wäre *Bach-Blüten und Chakras* nie auf die Welt gekommen; diese kluge, intuitive Psychologin ist ein außergewöhnlicher Geist. Kärin ist die wahre Verkörperung des Dienens auf dem spirituellen Pfad, und meine Dankbarkeit für ihren Dienst kennt keine Grenzen. Meine Wertschätzung gilt auch Simon Bentley, dem Direktor der White Eagle School of Astrology in England, für seine astrologische Fachkenntnis und Mitteilungen über Edward Bachs Geburtshoroskop. Viertens bin ich Morgan Hesmondhalgh für die brillante Umschlaggestaltung enorm dankbar – und für ihre besondere Fähigkeit, in Windeseile und aus dem Nichts Drachen hervorzuzaubern[1]!

Wie Edward Bach uns zeigt, ist die Praxis der Medizin und des Heilens eine göttlich inspirierte Kunst und Gabe. Sollten Sie jemandem begegnen, der sein/ihr Handwerk in diesem Geist versteht und ausübt, dann haben Sie sehr großes Glück – wie ich. Jerry Gore, dem Heiler, dem Arzt und der sehr alten Seele, bin ich dankbar für seine Fürsorge, seine Einsichten über die Jahre hin – und besonders dafür, dass er mich in Edward Bachs Leben, Lehre und Werk eingeführt hat. Wie heißt es so schön: Es gibt keine Zufälle.

1   Der englischen Ausgabe (Anm. d. dt. Verlages)

Auch Professor Morry Fiddler von der DePaul University, Chicago, schulde ich Dank. Während meiner Hochschuljahre war mir Morry eine verlässliche Stütze, als ich mich durch die unheimlichen Gewässer des Unerkennbaren bewegte. Er ermutigte mich, meine Wahrheit auszusprechen angesichts und trotz Auditorien, die voll von höchst skeptischen „Drachen" waren. Der Genetik-Professor piesackte mich ständig mit der Frage: „Woher wissen Sie das?" – worauf ich beharrlich antwortete und noch heute bekenne: „Ich *weiß* es einfach."

Es gibt natürlich noch weitere Menschen, die meinen Dank verdienen: Viele Freunde hier in den Vereinigten Staaten und auf der anderen Seite des großen Teiches, denen meine Wertschätzung gewiss ist, da sie mir blind vertrauend Ermutigung und Unterstützung zuteil werden ließen, während sie sich und einander hinter meinem Rücken fragten: „Verstehst *Du,* worüber sie da schreibt?" Auf die Gefahr hin, jemanden zu vergessen – und besonders, jene namentlich zu nennen, die aus verschiedenen Gründen lieber anonym blieben, wie ich vermute –, habe ich beschlossen, Euch als einem Kollektiv zu danken. Ihr wisst auf jeden Fall, wer Ihr seid und dass ich Euch sehr dankbar bin.

Schließlich, aber keineswegs letztlich, danke ich meinem Mann und unserem Sohn, die damit klarkommen mussten, ihren Raum all diese Jahre mit Edward Bach zu teilen. Sie verdienen einen Preis für ihre Ausdauer … auch weil sie sich nie die Mühe machten, hinter meinem Rücken zu flüstern, sondern mir offen ins Gesicht sagten: „Ja, Liebling, ja, Mutter … uuhhhh!"

Vorwort

Als ich Mitte Vierzig und mitten in dem war, was ich für den Traumjob meines Lebens hielt, tauchte meine Gesundheit plötzlich und dramatisch ab. In der Folge erlebte ich eine Phase von mehreren Jahren, in der ich zahlreichen Tests unterzogen und von vielen Spezialisten untersucht wurde. Obwohl jeder auf seinem Gebiet hoch qualifiziert war, schien keiner die definitive Antwort zu haben, und mit meiner Gesundheit ging es weiterhin bergab. Schließlich empfahl mir eine Freundin, Befund und Meinung eines westlich ausgebildeten Arztes am Ort einzuholen, der klassische Homöopathie und ayurvedische Medizin praktizierte. Er erwies sich als der Heiler, dem ich nicht nur zu verdanken habe, dass er mich auf den Weg zu umfassender Gesundheit brachte, sondern auch, dass er mich mit Edward Bach und seinen achtunddreißig hoch wirksamen Blütenheilmitteln bekannt machte.

Um einen Zustand des Gleichgewichts in Gemüt, Körper und Geist zu erlangen – der erforderlich ist, um auf jeder dieser Ebenen zu heilen –, bedarf es einer alchemistischen Mixtur von Wirkkräften. Mein Weg zum Heilsein bildete da keine Ausnahme. Die Ausnahme für mich jedoch war, dass meine Einweihung in die Welt und das Werk von Edward Bach zum Entfachen mein eigenes „Seelenfeuer" entfachte; und der Rest, so sagt man, ist Geschichte.

Wäre Bach heute körperlich unter uns, so wäre er wohl erstaunt angesichts der globalen Verbreitung, die sein Werk in den vergangenen gut siebzig Jahren erlangt hat. Heute gibt es rund um den Globus mehrere wichtige Serien von Blütenessenzen, ganz zu schweigen von den Tausenden von Menschen, die sich aus ihren Gärten und aus der freien Natur ihre eigenen Blütenessenzen zubereiten, wozu Bach uns seinerzeit ermutigt hatte. Die Tatsache, dass die Entdeckung der Blütenessenzen-Therapie als ganz allein sein Werk universell anerkannt wird, spricht für die Brillanz seiner Errungenschaft. Mit der Verbreitung seines Werkes entstanden viele hervorragende Bücher, die den Menschen Anleitung bieten. Diese befassen sich mit Bachs Entdeckungen, studieren seine Richtlinien und verwenden seine Rezepturen, Heilmittel und Kombinationen in ihrem täglichen Leben. Mehrere einschlägige Werke sind in den Literaturhinweisen am Ende des Buches genannt.

Doch das vorliegende Werk ist nicht bloß ein weiteres Handbuch, das neben die anderen gestellt werden soll. Leser, die mit Bachs achtunddreißig Heilmitteln bereits vertraut sind, werden bemerken, dass ich weder eine Untersuchung der *Sieben Helfer* durchgeführt noch alle der letzten neunzehn Heilmittel als Anwendungsbeispiele aufgenommen habe. Ich bringe jedoch einen kurzen Abschnitt über die praktischen Details von Bachs Therapie, mit dem Sie Ihre persönlichen Kenntnisse über das Heilen leicht ergänzen können.

Als ich *Bachblüten und Chakras* schrieb, kamen mir viele Dinge wie von selbst entgegen. Eines von ihnen war der Drache als Symbol und Bild für unsere schwierigen Emotionen. Erst als ich mit dem Korrekturlesen begann, erkannte ich, dass Bach selbst den „Drachen der Angst" erwähnt hatte. Ich werde es in den „Vorbemerkungen" zitieren, die allerdings erst entstanden, nachdem der eigentliche Buchtext bereits vollendet war. Nachdem dieser Drache aufgetaucht war, fiel die Entscheidung der Herausgeber, den Drachen im Buch als primäres visuelles Bild zu verwenden. Auch wenn Drachen gerade nicht im Text eine Rolle spielen, werden sie als Bildelemente ständig vorhanden sein, um uns an die Arbeit zu erinnern, die zu erfüllen notwendig ist, während wir uns auf unserer mystischen Reise befinden.

Schließlich seien kurze Anmerkungen der Sprache gewidmet, die auf den folgenden Seiten zu lesen sein wird. Zu Bachs Zeit achtete niemand auf politische Korrektheit bei der Verwendung geschlechtsspezifischer grammatischer Formen beim Schreiben und Sprechen. Heute wird auf solche Details sehr viel mehr Aufmerksamkeit gerichtet. Um den Gedankenfluss nicht zu hemmen, habe ich nicht versucht, Formen wie „er/sie, sein/ihr" in Bachs Zitate oder in Bezugnahmen auf diese einzusetzen. Ich hatte das Empfinden, dass eine solche Maßnahme äußerst schwerfällig wäre und von den wichtigeren Gedanken und Inhalten ablenken würde. Der Leser möge verstehen, dass jegliche Verwendung des Pronomens „er" auch das weibliche Geschlecht einschließen und meinen will. Gleiches gilt natürlich für den Begriff Bruderschaft. Es ist offensichtlich: Je näher das Wassermann-Zeitalter kommt, desto deutlicher schließt dieser Begriff die Universalität von uns allen ein, die wir menschlicher Gestalt sind, gleich welchen Geschlechts.

Es besteht kaum Zweifel, dass Bachs Heilfähigkeit und seine Entdeckung der Blütenessenzen eine göttliche Gabe waren. Seit dem Tode Bachs hat sich das tägliche Leben auf diesem Planeten für die meisten von uns sehr verändert, und so gibt es nicht wenige, die seine ursprünglichen achtunddreißig Heilmittel zu größeren Systemen erweitert haben. Als Praktiker hört man immer wieder Bemerkungen und Andeutungen, dass Bachs Werk überholt oder nicht mehr zeitgemäß sei. Dieses verstandesmäßige Urteil will besagen, dass wir in einem Weltklima leben, das sich von dem zu Bachs Zeiten doch sehr unterscheidet; deshalb sind wir viel mehr emotionalen Herausforderungen ausgesetzt. Manche meinen, dass sich unsere Energieschwingungen rascher verändern, als Bach es sich hätte vorstellen können. Ich bestreite nicht, dass wir heute tatsächlich in ganz anderen Zeiten leben – gleichwohl sind wir doch immer noch Menschen, und die Emotionen im menschlichen Dasein haben sich inzwischen nicht in etwas Neues entwickelt. Vielmehr stellen wir fest, dass schwierige Emotionen heute mit größerer Häufigkeit und Intensität vorkommen als früher.

Die Umstände, die dieser Beobachtung zugrunde liegen, sind komplex. Wir leben in einer Welt, in der unsere Ökologie, unsere Sicherheit und unsere Gesundheit ständig bedroht sind. Während viele Menschen in der Welt Hunger leiden, ist der Rest von uns zwar satt, ermangelt aber notwendiger Nährstoffe aufgrund der schädlichen Methoden des Anbaus und der Manipulation unserer Nahrungsmittel. Zu den emotionalen Belastungen aus unserer äußeren Umgebung kommt also bei vielen Menschen ein Mangel an ordentlicher Nahrung, der bewirkt, dass die Körperchemie für emotionale Achterbahnfahrten sorgt. Trotz der Jahrzehnte, die seit Dr. Bachs Lebenszeit vergangen sind, ist unser Spektrum der Emotionen heute das gleiche wie damals: Wir sind zuweilen verängstigt, niedergeschlagen oder verärgert, wir zeigen Wut und erleben Entfremdung, Freude, Trauer und Einsamkeit.

Der Heiler Bach erkannte, dass in jedem von uns das Göttliche oder ein göttlicher Funke existiert. Er verfolgte die Absicht, uns dieser Göttlichkeit gewahr zu machen und uns über das Göttliche in der Natur und deren Heilfähigkeit zu unterrichten. Sein Glaube war durchdrungen von Einfachheit, denn in der Einfachheit finden wir Wahrheit. In unserem Zeitalter der Geschwindigkeit und Technik übersehen wir zuweilen, dass wir uns ein so komplexes Bild erschaffen, dass wir die einfachen Lösungen nicht erkennen.

Es ist nicht der Zweck dieses Buches, den Wert jener zu diskutieren, die Bachs Fußstapfen folgten. Bach selbst wusste bereits, dass andere nach ihm kommen und versuchen würden, sein Werk zu „verbessern":

Sobald ein Lehrer sein Werk der Welt übergeben hat, muss eine verzerrte Version desselben aufkommen. … [Diese Entstellung] muss aufkommen, damit die Menschen die Wahl haben zwischen dem Gold und dem Unrat.[2]

Auf den folgenden Seiten soll der Zusammenhang erforscht werden zwischen den tieferen Aspekten der Heilmittel und ihrer Fähigkeit, uns zu helfen, „die Wahrheit unseres Seelenfeuers" zu finden. Dieses Werk taucht tief ein in Bachs Wesen als Mystiker und seine Gaben als Heiler, die so sehr ein Teil von ihm waren.

2 Bach, *Gesammelte Werke*, S. 63

Mit dem Nahen des Wassermann-Zeitalters und seiner Energie haben viele von uns das Empfinden, dass wir gezwungen sind, unsere Spiritualität und die Bestimmung unserer Seele für dieses Leben zu erforschen. Wir stehen vor den Frage, wie wir in unserem Streben nach universeller Geschwisterlichkeit unsere karmischen Schulden abtragen und dabei unsere innewohnende Göttlichkeit entdecken können.

Bach beschritt seinen eigenen Seelenpfad sehr klar und bestimmt trotz der Schwierigkeiten, die dies für ihn mit sich brachte. Ich hoffe, dass die weiteren Seiten Sie ermutigen werden, Ihr Herz für Ihre eigene Heilung zu öffnen und zumindest die Flamme der Inspiration zu entfachen, die in Ihrer Seele wartet. Mit diesem Ziel habe ich mich bemüht, zu zeigen, wie spirituell und tief Bachs Gedanken und Schriften waren. Darüber hinaus werden Sie wertvolle Richtlinien entdecken, die er uns anbot, die wir Heilung und spirituelles Wachstum erstreben. Es ist wichtig, sich stets zu erinnern, dass jeder Augenblick und jeder Atemzug eine Chance ist. Was wir in diesem Augenblick wählen, wird unseren nächsten Schritt bestimmen.

Ich hoffe, es gefällt ihm.

GFM
März 2004

Vorbemerkungen der Autorin

Zwei Fragen höre ich häufig von meinen Klienten und Besuchern meiner Workshops: „Wenn Bach ein so großer Heiler war, woran ist er dann gestorben? Und warum ist er so jung gestorben?" Körperlich betrachtet, war Bachs Gesundheit immer ein Thema, und wie in diesem Buch noch besprochen werden soll, attestierte sein Totenschein Herzversagen und Sarkom. Aus einer spirituellen Perspektive jedoch spüren Mystiker und Visionäre häufig, dass sich die Zeit für ihre irdische Aufgabe dem Ende nähert, und sie fürchten sich nicht vor ihrem Hinübergang. Nichts weniger traf auch auf Edward Bach zu.

Kurz vor seinem Tode schrieb Bach mehrere Briefe an Freunde, Kollegen und Geschäftspartner, die zu bedeuten scheinen, dass er in Vorbereitung auf das Hinübergehen „seine Dinge ordnete". Gewiss ist es nicht unvernünftig anzunehmen, dass er als Arzt sich seines körperlichen Zustandes wohl bewusst war. Aber die folgenden Briefe vermitteln das Empfinden, dass er sich an einem Ort befand, welcher der Dichte des physischen Daseins weit entrückt war:

Ich erwarte täglich, zur Mitarbeit an einem Werk abberufen zu werden, das mir mehr entspricht als die Aufgaben dieser so schwierigen Welt ... Das Heilverfahren, dessen weitere Betreuung jetzt auch in Ihren Händen liegt, ist ein großes Werk, Gottes Werk, und der Himmel allein weiß, warum ich gerade in diesem Augenblick abberufen werde und mich nicht länger für die leidende Menschheit werde einsetzen können.[3]

Folgendes schrieb er auf den Tag genau einen Monat vor seinem Hinübergang:

26. Oktober 1936

Ihr Lieben,

Es wäre wunderbar, wenn wir eine kleine Bruderschaft bildeten, ohne Ränge oder Ämter, keiner größer und keiner geringer als der andere, die sich folgenden Grundsätzen widmete:

1. Es wurde uns eine Heilmethode offenbart, wie sie, soweit das menschliche Erinnerungsvermögen reicht, noch nie bekannt wurde, wenn wir mit der Einfachheit der Pflanzenmittel daran gehen können, mit der Gewissheit, der absoluten Gewissheit ihrer Kraft, die Krankheit zu besiegen.

2. Wir kritisieren oder verurteilen niemals die Gedanken, Meinungen und Vorstellungen anderer; wir halten uns immer vor Augen,

3 Bach, *Originalschriften*, S. 205

dass alle Menschen Gottes Kinder sind und jedes auf seine eigene Weise danach strebt, die Herrlichkeit seines Vaters zu finden. Wir nehmen uns einerseits vor, wie die Ritter in alter Zeit, den Drachen der Angst zu vernichten in dem Wissen, dass wir nie auch nur ein entmutigendes Wort sprechen dürfen; andererseits können wir Hoffnung bringen, ja Gewissheit, jenen, die leiden.

3. Wir lassen uns niemals von Ruhm oder Erfolg hinreißen, dem wir in unserer Mission begegnen, da wir wissen, dass wir nur Boten der Großen Macht sind.

4. Während wir mehr und mehr das Vertrauen der Menschen um uns gewinnen, verkünden wir ihnen, dass wir glauben, göttliche Gesandte zu sein, die geschickt sind, ihnen in ihrer Not zu helfen.

5. Da die Menschen gesund werden, sind die Blumen des Feldes, die sie heilen, ein Geschenk der Natur, eine Gabe Gottes; so führen wir sie zurück zu einem Glauben an die Liebe, die Barmherzigkeit und das zärtliche Mitgefühl und die allmächtige Kraft des Allerhöchsten.[4]

Edward Bach

---

4   Bach, *Gesammelte Werke*, S. 64

KAPITEL 1

Das spirituelle Gesetz
und das heilige Sammeln

Wir sind eine Kultur von spirituell Suchenden, geheimen Mystikern und heiligen Sammlern. Diese Kultur, werden Sie sagen, gibt es schon seit Äonen. Ja, das stimmt – aber nicht, wie wir sie heute sehen. Das Wassermann-Zeitalter kommt immer näher und bringt eine Kraft mit, die uns zwingt, unsere persönliche Energie zu verändern und zu heben, um das Bewusstsein der universellen Geschwisterlichkeit zu leben. Die Hebung des Bewusstseins ist das wirklich Neue. Dieses Bewusstsein ist für jeden von uns eine Reise unserer Emotionen, unser Heiliger Bund, geschmiedet zwischen Seele und Geist, denn die Emotionen sind der Weg zum Spirituellen.

In der antiken Astrologie wurde der individuelle Geist, der zeitlose göttliche Funke, in die Materie des menschlichen Körpers gehüllt, das Symbol zeigt einen Punkt im Inneren eines Kreises. Das Symbol verwenden die Astrologen bis heute. Esoterische Lehren erzählen uns zudem, dass unser Geist ein Bündnis eingegangen sei mit unserer Seele, und ein Grundsatz ihres Vertrages gebiete, dass wir einem Pfad folgen, der innerhalb eines Rahmens von fünf kosmischen Gesetzen scharf begrenzt sei, den Gesetzen von *Wiedergeburt, Karma, wiederholten Gelegenheiten, Ausgleich* und *Entsprechung.* Auf dieser Reise macht unsere Seele, unser spirituelles Herz, fortlaufend genaue Aufzeichnungen von unseren Erlebnissen und Lektionen. Diese Aufzeichnungen stehen uns zur Verfügung und dienen uns als Quelle. Wenn wir aus dieser Quelle schöpfen, haben wir Gelegenheiten, unsere Weisheit zu vertiefen und können Fortschritte im Sinne unseres Wachstums machen. Das Gesetz der *Wiedergeburt* bestimmt, dass ein jeder in dem natürlichen Kreislauf von Geburt, Tod und irdischer Wiedergeburt bleibt, bis wir eines Tages einen Zustand höchster Transzendenz jenseits dieses Zyklus erreichen. Diese Transzendenz kann nur eintreten, wenn wir unseren Pfad des Seelen-Gewahrseins und der Entdeckung unserer persönlichen geistigen Wahrheit und der Bestimmung unserer Seele vollendet haben.

Worum geht es also? Es geht darum, dass wir gezwungen sind, unsere notwendigen Seelen-Lektionen durch den Körper zu lernen, denn um die Wahrheit und die Bestimmung unserer Seele zu entdecken, müssen wir *fühlen*. Um den Zyklus menschlicher Leben schließlich hinter uns zu lassen und nicht zu wiederholen, müssen wir im Körper sein, so dass wir alle Aspekte und Bereiche der Emotionen erleben können und damit – fühlen.

Spirituelle Lehren sagen, dass die Seele der feminine Aspekt des Selbst ist. Das Göttliche will, dass wir uns durch diesen Aspekt mit unserem emotionalen Selbst verbinden. Das Erleben unseres physischen Körpers bringt uns in jeder Inkarnation die Extreme von Freude und Schmerz. Durch diese emotionalen Erfahrungen erhält jeder Mensch Gelegenheit zum Kontakt mit dem femininen Aspekt seines Wesens. Das Spektrum von Emotionen, die uns zur Verfügung stehen, bereichert das Wachstum unserer Seele und die Stärkung unseres Selbst.

Emotionen entwickeln unsere Intuition, die wir manchmal auch als unseren „sechsten Sinn" bezeichnen. Im Wassermann-Zeitalter und im Kraftfeld der Energie, die es mit sich bringt, wird die Intuition Weg und Mittel für Kommunikation und Verstehen sein. Einige inspirierte Autoren und Lehrer erklären zwar, dass wir uns bereits im Wassermann-Zeitalter befinden, doch tatsächlich sind wir noch nicht ganz so weit. Wenn wir einen kleinen Schritt zurücktreten, um mit etwas Abstand eine umfassendere Sicht zu gewinnen, können wir leicht sehen, dass unsere Einstellungen in Vergangenheit und Gegenwart nicht nur unser Leben und das Leben der anderen beeinflussen, sondern auch eine direkte Verbindung zu der embryonalen Ebene unseres Gewahrseins und unserer Empfänglichkeit für die Seelen-Ressource Intuition aufweisen.

Im Laufe jedes Lebens erlebt jeder von uns bewusst und unbewusst unsere emotionale Landschaft im Äußeren und Inneren. Diese Landschaften sind interaktiv, in ständiger Bewegung und beeinflussen zutiefst unser Agieren und Funktionieren in der äußeren weltlichen Welt. Noch wichtiger jedoch ist, dass diese emotionalen Landschaften zur Widerspiegelung unserer Beziehung zu den fünf kosmischen Gesetzen werden, die uns herausfordern, die Konsequenzen zu bedenken für den Fall, dass wir uns nicht mit unserem emotionalen Selbst verbinden.

Das *Karma*-Gesetz führt uns in jeder Inkarnation gezielt in Umstände und Beziehungen, in denen und durch welche wir säen und ernten – nämlich die zukünftigen Folgen unserer emotionalen und physischen Interaktion mit anderen, denen wir Unrecht getan oder die wir missbraucht haben. In jeder Inkarnation begegnen wir auch jenen wieder, die wir einst geliebt haben oder die uns geliebt haben. Solche Begegnungen erfüllen uns mit Freude. Es ist wichtig, dass wir erkennen, dass früheres Unrecht nicht korrigiert oder Freude in Beziehungen wertgeschätzt werden kann, solange wir unsere eigenen Emotionen nicht bewusst zu bewältigen vermögen. Deshalb drängt uns unsere Seele durch emotionale Erfahrungen und Beziehungen voran, damit wir gewahr werden, was es bedeutet, zu *fühlen*.

Jede Situation oder Interaktion mit anderen verlangt von uns eine Entscheidung: Wir müssen uns klar werden, ob wir mit Groll oder Freundlichkeit, mit Hass oder Liebe reagieren wollen. Bewusst oder unbewusst drängt unser emotionales Selbst zu solchen Entscheidungen. Wir können uns das Wirken dieser Gesetzmäßigkeit vorstellen wie eine karmische Waage. Die Art und Weise, wie wir mit unserem Denken und Tun auf unser inneres und äußeres Umfeld ansprechen, beeinflusst das Gleichgewicht der Waagschalen und damit die Richtung unseres weiteren Weges.

Mit göttlicher Weisheit präsentiert uns die Seele Lebensumstände, die uns Gelegenheiten bieten, karmische Schulden zu tilgen, die wir durch Verfehlungen in der Vergangenheit verursacht haben; zudem sind wir nun in der Position, unsere karmischen Schulden auf positive Weise durch Liebe und Freundlichkeit auszugleichen. Dies regelt das *Gesetz der Gelegenheit,* und innerhalb der Grenzen dieses Gesetzes ist uns freier Wille gegeben. Zu unserer Überraschung stoßen wir jedoch im Laufe des Lebens auf Abweichungen oder „Umleitungen" von dem Kurs, nach dem sich die Dinge nach unserer menschlichen Vorstellung ereignen sollten. Während wir uns im Lichte einiger Errungenschaften sonnen, stellen wir fest, dass uns unser Weg nur zu oft auch Enttäuschungen, zerbrochene Träume und unerfüllte Erwartungen bringt; unsere Träume und Erwartungen waren eben nicht Teil des Planes unserer Seele für dieses Leben. Zwei Schlüssel zu unserem Seelenwachstum finden wir in unserem Agieren und Reagieren auf Umstände und Ereignisse, die uns umgeben und begegnen. Mit anderen Worten, *unsere Reaktionen in Denken und Handeln haben eine Auswirkung auf das Gleichgewicht unserer karmischen Waagschalen.*

Aus spiritueller Sicht verfolgt unsere Seele das Konzept der Balance, und so werden wir Lebenszeit um Lebenszeit in Umgebungen und Umstände gestellt, die sich sehr unterscheiden, ja vom einen Ende des Spektrums zum anderen pendeln können. Da mag ein Individuum zum Beispiel den Eindruck gewinnen, das Leben sei leicht und Wohlstand erreichbar, und sich in der nächsten Inkarnation obdachlos wiederfinden. Solche sehr gegensätzliche Situationen bietende Lebenszeiten helfen uns jedoch, unsere emotionalen Reaktionen auf Lebensereignisse sowie unser Verhalten gegenüber anderen zu erkennen. Die Wahrnehmungen und Erkenntnisse aus unserem Ansprechen auf die von Lebenszeit zu Lebenszeit wechselnden Gegebenheiten sind Bausteine, die zu unserer Weisheit beitragen – nach dem *Gesetz des Ausgleichs*.

Nun kommen wir zum fünften Gesetz, dem Gesetz der *Entsprechungen*. Es vereint die Prinzipien der anderen vier Gesetze in sich. Heilung ist die Balance von Gemüt, Körper und Geist für andere und für einen selbst durch bedingungslose Liebe. Doch die Arbeit bis zum Erlangen dieser Balance ist nicht einfach – selbst wenn wir uns des Zieles gewahr sind. Unsere Seele in ihrer göttlichen Weisheit lässt uns durch das Wirken dieser fünf kosmischen Gesetze zeitlebens ständig Botschaften zukommen. Das Problem ist dabei: Wenn wir die Botschaft nicht erfassen oder die Gelegenheiten nicht erkennen, reagieren wir leicht frustriert, verärgert oder ängstlich auf das, was uns als Hindernis erscheint.

Getrieben von dem Wunsch, Antworten zu finden inmitten von Frustration, Druck, Unzufriedenheit und anderen Gefühlen, werden wir zu Suchenden, geheimen Mystikern und *heiligen Sammlern*. Wir lesen, wir üben Körperhaltungen, wir meditieren und beten. Wir studieren die Sterne und lassen uns anregen von Medien, Ritualen und Steinen. Wir folgen Gurus und Diätplänen. Wir schließen uns Gruppen und Ashrams an und finden doch niemals Antworten, die uns stimmig erscheinen und mit uns harmonieren. Auf unserer hektischen Suche nach dem Einen, das geeignet ist, das Feuer unserer Seele zu entfachen, werden unsere Emotionen ebenso hektisch wie unser Suchen. Wir erinnern uns, dass irgendwo von der Erforschung unserer Emotionen die Rede war, doch den Gedanken an eine solche „Ausgrabungsarbeit" schieben wir beiseite. Er scheint zu beängstigend, und vielleicht wird uns nicht gefallen, was wir da finden. Es soll Drachen geben dort unten. Und so wenden wir uns ängstlich dahin, wo es sicher ist, und wir suchen den Ort auf, wo wir meinen, die Kontrolle über uns selbst und alles um uns behalten zu können – unser Denken.

Wenn ich über das Thema „die Entdeckung des Seelenfeuers" spreche, gebrauche ich häufig das Bild vom Beginn einer spirituellen

Reise, der von uns verlangt, „den spirituellen Zug zu besteigen".
Angesichts der Erforschung ihres spirituellen Selbst werden viele
Menschen furchtsam. Erfüllt von Ängstlichkeit fürchten wir sogar,
der spirituelle Zug könne ohne uns abfahren, und hören nicht, dass
die Seele uns das Schlüsselwort einflüstert: *Balance zwischen
unserem Denken und Fühlen ist der Weg zu unserer Wahrheit,
unserer Weisheit und zur Bestimmung unserer Seele.* Es geht nicht
um Herz oder Verstand. Es geht darum, in Harmonie zu arbeiten
und zu lernen, mit dem Herzen zu lauschen und *dann* mit Vernunft
zu handeln.

Das göttliche Universum arbeitet nach einem „Wissensbedarfs-
Prinzip", das nicht dazu installiert ist, um uns einen Blick auf das
ganze Bild zu gewähren. Dass wir *keinen* Zugang zu einem solchen
Überblick haben, entspricht dem göttlichen Plan für jeden von uns,
der vollendet eingerichtet ist von einer Gottheit, die keine Gelegenheit
versäumt, uns gerade dann zu demütigen, wenn wir meinen, alles
zu wissen. In der Mythologie der Indianer wird dieses kosmische
Bild durch den Kojoten verkörpert, der auch als der „Trickrei-
che" bezeichnet wird. Dieser listige Halunke verführt uns zu dem
Glauben, den Plan zu kennen, und zieht uns dann spielerisch den
kosmischen Teppich unter den Füßen weg. Aber wir bleiben nicht
ohne Trost: Es wird kein spiritueller Zug ohne uns abfahren, doch
wir müssen bereit und willens sein, im Glauben – in unbewusstem
und unbeweisbarem Wissen – den festen Boden des Bahnsteig zu
verlassen und mit unserem karmischen Gepäck den Zug zu besteigen.

Sind wir erst unterwegs, müssen wir bereit sein, die Emotionen,
die ungeheilten Konflikte in unserem Inneren, zu erkunden, welche
die Reise uns offenbart, und willens, uns an der Transformation
unserer toxischen Muster zu beteiligen, um schließlich unsere in-
nerste Wahrheit an- und aufnehmen zu können. Darum geht es auf
unserem Seelenpfad. Ihn zu beschreiten heißt, unserer Bestimmung
zu leben. Unserer Bestimmung zu leben und uns auf den Prozess
der Erkundung unserer Emotionen einzulassen, ist jedoch eine ganz

eigene Herausforderung; nur zu häufig sind wir nicht ausgerüstet für diese Arbeit. Da ist es überaus wichtig, empfänglich zu sein und Hilfe anzunehmen von jenen, die deuten, die beobachten und die uns leiten können. Hilfen, die es wert sind, in Betracht gezogen zu werden, können in verschiedenen Formen der Therapie liegen, darunter Körperarbeit, Kunsttherapie, Psychotherapie oder Gespräche mit einem spirituellen Ratgeber.

Außer diesen Optionen, die gewiss nicht als ausschließliche zu betrachten sind, sollten auch Dr. Bachs Blütenessenzen zu unseren Ressourcen gehören. Diese „von Gott gesandten Geschenke", wie Bach selbst sie nannte[5], bieten uns ein „Sicherheitsnetz", während wir unser emotionales Selbst erkunden. Es ist wichtig, diese Heilmittel in Erwägung zu ziehen, denn wenn wir erst einmal beschlossen haben, unser spirituelles Selbst zu erforschen, kann unsere Reise zu einer Fahrt durch emotionale Extreme werden. Friedliche Landschaften werden wechseln mit unsanften Strecken durch dunkle Tunnel. In dieser Dunkelheit können wir nicht sehen, und wir wollen abspringen von unserem Zug und meinen, lieber einen anderen zu nehmen oder die Reise überhaupt zu verschieben. Die Schwierigkeit ist nur: Sobald wir uns auf diese Reise eingelassen haben – so verlangt es unser Vertrag –, müssen wir präsent sein. Unsere Teilnahme an dem Prozess ist verbindlich, und es gibt kein Abspringen und kein Zurück. Unsere Reise-Erlebnisse sind jedoch nur die Verpackung, die das Geschenk, die Herzensweisheit, einhüllt. Das Universum ist schlau: Damit wir zu der im Inneren unserer Seele, in unserem spirituellen Herzen verborgenen Weisheit gelangen, müssen wir erst die äußeren Hüllen entfernen. Dieser Prozess – und es ist wahrlich ein Prozess – ist die Alchimie unserer Reise.

Während wir unseren Pfad beschreiten, flüstert die Seele uns weiterhin Botschaften zu. Doch es ist schwierig, wenn nicht gar unmöglich, sie zu hören, denn es fällt uns nicht leicht, unseren gedanklichen Plan in den Plan unserer Seele einzufügen. Je länger wir diesem

---

5 *The Twelve Healers,* p.3

Widerstand leisten, desto schwieriger wird unsere äußere Umgebung; sie fordert uns auf und heraus, unsere emotionale Perspektive zu verändern. Irgendwie kapieren wir die Botschaft nicht, wir ignorieren die Mahnungen, unsere Perspektive zu ändern. Schließlich beginnen diese un-erhörten Botschaften unserer Seele, sich in schwierigen Lebensumständen und/oder Beziehungen zu manifestieren. Unsere Emotionen geraten aus der Balance und fangen an, sich unangenehm zu drehen, und dann ist es nur noch eine Frage der Zeit, bis auch unser Körper aufhört, in gesunder Balance zu funktionieren. Die Heilerin Carolyn Myss hat dieses Prinzip einprägsam formuliert: „Deine Biographie wird zu deiner Biologie." Mit anderen Worten, wenn wir unser emotionales Leid nicht ausgraben und unser karmisches Gepäck nicht öffnen, wird der Körper unseren Widerstand reflektieren. Für manche von uns bedeutet dies, längere Krankheiten zu erleben, um die für ihr Seelen-Wachstum notwendigen Lektionen auf diesem Wege zu lernen. Andere gelangen im Rahmen ihrer notwendigen Lektionen zu einer Kombination von äußerlich-materiellen und innerlich-körperlichen Schwierigkeiten.

Eine weitere Möglichkeit, diesem Prinzip Ausdruck zu verleihen, ist, sich vor Augen zu halten: Was auch immer mit uns im Inneren geschieht, wird sich im Äußeren spiegeln; der Mikrokosmos ist eine Widerspiegelung des Makrokosmos. *Dies ist das Gesetz der Entsprechung.*

In Momenten, die wir als Krisen erleben – sei es emotional, körperlich oder beides –, werden wir an den Rand unseres persönlichen Abgrundes geführt. In seinem *Tibetischen Buch vom Leben und Sterben* erinnert uns Sogyal Rinpoche, dass es niemals schwieriger gewesen ist, dem Pfad unserer Weisheit zu folgen; denn wir leben einfach nicht in einer Welt, die diesen Weg unterstützt. Wir leben vielmehr in einer Welt, die ihren Schwerpunkt im Denken zu verankern scheint anstatt im Herzen; dabei ist es nie zuvor so dringend nötig gewesen, vom spirituellen Herzen aus zu leben und zu handeln.[6]

6 *The Tibetan Book of Living and Dying*, p.128

Die Energie des nahenden Wassermann-Zeitalters zwingt jeden von uns, in seinen/ihren persönlichen Abgrund zu springen; wir machen diesen Sprung im Glauben sowohl als Individuen als auch kollektiv als Menschheit.

Während wir am Rande unseres Abgrundes schwanken – nicht nur einmal, sondern wiederholt – und die Botschaften unserer Seele ignorieren, reflektieren Angst und Verzagtheit unsere kleinmütige Überzeugung, wir hätten keine Gebrauchsanweisung und weder Landkarte noch Hilfsmittel, um den nächsten Schritt zu bewältigen. Diese Stimmen nährt der Listenreiche, der Verrücktmacher, und sie bewirken Desorientierung und Chaos in unserem Emotionalkörper. Erfüllt von Ängsten und Schrecken warnt uns das Ego, dass wir in unser Verderben stürzen, wenn wir das Risiko eingehen, den Sprung im Glauben zu machen. Verwickelt in seinen Kampf um die Vorherrschaft, erkennt unser Ego nicht, dass wir in schützender göttlicher Obhut sind. In dieser Obhut haben wir Anweisungen, Hilfsmittel und Landkarten; wir müssen lediglich lernen, die Instruktionen zu erkennen, sie sind in der Weisheit unseres spirituellen Herzens zu finden.

Die in der Yoga-Tradition gründende Vorstellung und Lehre von den Chakras ist heute weitgehend akzeptiert, sowohl in den meisten spirituellen Philosophien als auch von einigen Praktikern selbst der westlichen Medizin. Die sieben Hauptzentren der Energie (und Hunderte von untergeordneten Zentren) sind in der Tat Spiegel unserer emotionalen Muster, welche dort zu Zuständen von Expansion oder Kontraktion führen. Ob die emotionale Essenz eines Chakras ausgeglichen (Expansion) oder unausgeglichen (Kontraktion) ist, hat eine direkte Auswirkung auf unseren körperlichen Zustand im Sinne von Wohlbefinden oder Unbehagen. Die Bachblüten-Essenzen sind wirkungsvolle Mittel, die uns helfen, eine Balance in den Chakras herbeizuführen; sie steigern unsere Wahrnehmung für die Botschaften unserer Seele über Chakra-Muster. Mit anderen Worten – *sie entfachen das Feuer unserer Seele.*

Während wir zunehmend Klarheit gewinnen – durch das Begreifen der Zusammenhänge zwischen den emotionalen Landkarten, die sich in unseren Chakras widerspiegeln, und der ausgleichenden Wirkung der Heilmittel –, können wir darangehen, uns in dem Prozess zu engagieren, unseren Körper, unser Gemüt und unseren Geist in Harmonie zu bringen. Die Struktur dieses Prozesses beim Entdecken unseres Seelenfeuers und unserer eigenen Wahrheit war *bekannt* und wohl verstanden bei Edward Bach – dem Arzt, dem Heiler … und dem *Mystiker.*

KAPITEL 2

Intuition ist die Stimme der Seele

Ein Wort buddhistischer Weisheit aus dem fünften oder sechsten Jahrhundert lautet: „Alle kennen den Weg, doch nur wenige gehen ihn tatsächlich." (Bodhidharma). Auf unsere Intuition, auf die „Stimme unserer Seele" zu lauschen, gehört zum Beschreiten des Weges. Leider findet diese Vorstellung in unserer traditionellen Gesellschaft kaum Unterstützung. Auf die Intuition zu lauschen, sei eine Lehre, die man den Religiösen und den Geschäftsleuten überlassen sollte. Schlimmstenfalls, so die gängige Meinung, handele es sich um eine Verirrung von selbsternannten Medien und Spinnern.

Für diejenigen unter uns, die nicht zu den selbsternannten Medien gehören oder sich nicht für Spinner halten, ist es nicht nur eine heikle Beschäftigung, auf unsere Intuition lauschen zu lernen, sondern es kann auch ein riskantes Geschäft sein. Gleichwohl hat jeder von uns eine Seelen-Aufgabe, und keiner ist aus purem Zufall hier – auch wenn wir dies manchmal glauben. Was immer auf der Tagesordnung der Seele steht, es geht um das Umwandeln karmischer Schuld; sie ist anzunehmen, aufzunehmen, zu inhalieren und zum Wachstum unserer Seele zu verinnerlichen. Dies bringt uns auf eine tiefere, höhere Ebene des Verstehens, es bringt uns weiter „heimwärts" auf unserer Reise und erinnert uns daran, dass wir tatsächlich – Geist sind.

Es gibt Tage, an denen wir das Gefühl haben, dass die ganze Mission unserer Seele in der „Selbstheilung" besteht. Der Schmerz ist so tief, dass es keinen Raum und keine Energie für irgendjemanden oder irgendetwas anderes gibt. An Tagen wie diesen vergessen wir – falls wir es überhaupt je gelernt haben –, wie wir auf die Stimme unserer

Seele, auf unsere Intuition lauschen können. Diese Stimme ist da, um uns zu leiten, gerade in Zeiten extremer Herausforderungen und Lektionen im Leben. Nur allzu leicht meinen wir, dass jene, die den von ihrer Seele vorgesehenen Pfad wirklich beschreiten, dazu eine Art spezielle Vorsehung oder eine besondere Begabung haben. Doch das ist schlichtweg nicht der Fall. Wir können Edward Bach als einen Menschen betrachten, der nicht nur den Weg kannte, sondern ihn auch ging, ungeachtet aller Enttäuschungen, Ablehnung und Hindernisse. Edward Bach lebte und wirkte recht klar innerhalb des Rahmens der fünf kosmischen Gesetze. Wie wir „Normalverbraucher" hatte auch er keine spezielle Gabe. Tatsächlich traf eher das Gegenteil zu. Bach hegte den festen Glauben, dass die Intuition die Stimme unserer Seele ist. Er *kannte* diese Lehre also nicht nur, sondern er lebte sie auch ohne Zweifel.

Ein großer Teil der jüngeren Forschungen vermittelt uns, dass die Intention auf Seiten des Heilers für die Wirksamkeit der Therapie eine wichtige Rolle spielt und großen Einfluss auf den Patienten hat. Während die Fülle von Wahlmöglichkeiten uns bei unserem „heiligen Sammeln" vielleicht überwältigt, ist es nicht einfach, einen wirklich begabten Heiler zu finden.

Was ist ein „begabter Heiler"? Begabte Heiler gebrauchen ihre Intuition, ihre natürliche Fähigkeiten und ihr Wissen mit selbstloser Absicht und dem Ziel, anderen zu helfen, ihre *innere Wahrheit* und das Feuer ihrer Seele zu entdecken durch eine Balance zwischen ihren Emotionen und der Intuition ihres Herzens. Es steht gänzlich außer Frage, dass Edward Bach ein außerordentlich begabter Heiler war, der leidenschaftlich glaubte, dass die Intuition und die Stimme unserer Seele ein und dasselbe sind.[7]

Weiter ist es wichtig für uns zu verstehen, dass sich Bachs spirituelle Überzeugungen und sein Seelenpfad in der Entdeckung seiner Blütenessenzen widerspiegeln. Halten wir uns vor Augen, dass die Aufgabe unseres Seelenpfades darin besteht, uns *fühlen* zu lehren

7   Bach, *Originalschriften*, S. 74

– ist es da ein Wunder, dass Bachs Blütenessenzen genau hiervon
handeln? Sie lehren uns teilzuhaben, unsere Emotionen anzunehmen
und darüber zu reflektieren durch Gelegenheiten, die uns einladen,
schädliche Muster aus unserer Vergangenheit umzuwandeln. Auf
diesem Wege, im Laufe dieses Prozesses, entdecken wir das Feuer
unserer Seele und den von ihr für dieses Leben vorgesehenen Pfad.

Es gibt zahlreiche Bücher, die uns über Edward Bachs Laufbahn
als schulmedizinischer Arzt und Homöopath und über den Gang
der Ereignisse informieren, die zu seiner bahnbrechenden Entdeckung der Blütenessenzen in den Jahren 1928 bis 1935 führten.
Leider sind Quellen nur spärlich zu finden, die sein Interesse an
esoterischen Themen ausführlich behandeln – oder seine ganz
besonderen persönlichen und spirituellen Verbindungen zu den
Pflanzen und die daraus entstandenen Heilmittel. Dieser Mangel
an Informationen mag zum Teil – wie Julian Barnard erklärt – auf
der Tatsache beruhen, dass Bach in solchen Angelegenheiten wohl
sehr zurückhaltend war.[8] Gleichwohl können wir einige Einblicke in
sein Denken erhaschen. Bachs zwei kleine Schriften *Heal Thyself
(Heile dich selbst)* und *The Twelve Healers (Die zwölf Heiler),* die
sich ausschließlich den Blütenessenzen widmen, ermangeln zwar
spezifischer Einzelheiten, vermitteln uns aber innerhalb eines brei-
teren Rahmens etwas über seine spirituelle Philosophie.

Nora Weeks, die während der Blütenessenzen-Jahre (1928-1935)
eng mit Bach zusammenarbeitete, schrieb zwei Bücher über ihn und
sein Werk. Obwohl sie, deutlich erkennbar, ein makelloses Porträt des
Mannes bewahrt, den sie beruflich und persönlich so offensichtlich
respektierte, findet sich doch wenig Erhellendes bezüglich einiger
Aspekte. Irgendwelche menschlichen Beziehungen Bachs, die nicht
rein beruflicher Natur waren, sind nicht erwähnt. Weeks deutet an, dass
Bach ein engagierter Freimaurer war, an frühere Leben, Astrologie
und andere esoterische Themen glaubte, doch mehr Einzelheiten,
die uns etwas über für ihn wichtige Menschen verraten würden,

8   Barnard, 2002

sind von ihr einfach nicht zu erhalten. Der Fairness halber sei jedoch anerkannt, dass wir ohne Nora Weeks wohl noch weniger Wissen über Bach erhalten hätten. Nach seinem Tod, im Herbst 1936, führte Nora Weeks, seiner Bitte entsprechend, das Werk in Mount Vernon (heute als das Dr. Bach Centre bekannt) fort, gemeinsam mit der kleinen Gruppe von Unterstützern, die schon jahrelang mit Bach und seinen Heilmitteln gearbeitet hatten.

Die junge Röntgenassistentin Nora Weeks verließ die Großstadt London im Jahre 1930 als Arzthelferin Dr. Bachs, als dieser den Entschluss gefasst hatte, die Schulmedizin aufzugeben, um ein einfaches und reines System der Heilung zu entdecken. In ihrem Buch *The Medical Discoveries of Edward Bach, Physician (Edward Bach, Entdecker der Blütentherapie. Sein Leben, seine Erkenntnisse)* erzählt Weeks Einzelheiten von Bachs Werdegang als Arzt und seiner Entdeckung der Heilmittel.

Schon in jungen Jahren *wusste* Bach, dass sein Weg der Weg des Heilers war; es war nur eine Frage, ob er ihn auf dem Gebiet der Medizin oder durch die Kirche beschreiten würde. Zum Glück für uns entschied er sich für die Medizin und erwarb die kombinierte Diplomierung als M.R.C.S. und L.R.C.P. im Jahre 1912, gefolgt von den akademischen Graden M.B., B.S. (1913) und D.P.H. (Cambridge 1913).[9] Während seiner Jahre als Mediziner in Londoner wuchs sein Ruf dergestalt, dass er seine Zeit zwischen seiner Praxis in der Harley Street, der feinen Ärztestraße, und seinem Forschungslaboratorium in Park Crescent aufteilte. Im Jahre 1928 hatte Edward Bach einen Punkt in seiner beruflichen Laufbahn erreicht, an dem er sowohl in England als auch im Ausland Anerkennung und Ehren genoss für seine Forschungen

---

9 M.R.C.S. (Member Royal College of Surgeons) = Mitglied des Königlichen Kollegs der Chirurgen, L.R.C.P. (Licentiate Royal College of Physicians) = Lizentiat des Königlichen Kollegs der Ärzte, M.B. (Bachelor of Medicine) = Bakkalaureus der Medizin, B.S. (Bachelor of Surgery) = Bakkalaureus der Chirurgie, D.P.H. (Diploma in Public Health) = Diplom in Volksgesundheit – Anm.d.Übers.

und Erkenntnisse in den Bereichen Bakteriologie, Immunologie, Pathologie und schließlich Homöopathie.

Es gab jedoch noch eine andere Seite an Edward Bach, und hier wird die Geschichte faszinierend. Bereits als sehr junger Mann war Bach ein aufmerksamer Beobachter der menschlichen Natur und schien ein hochentwickeltes, intuitives Gespür für die unterdrückten Gefühlszustände der Menschen in seinem Umfeld zu besitzen. Später, in den Jahren der ärztlichen Praxis, vertiefte sich dieser besondere „Sinn" zu einer Wahrnehmung verborgener körperlicher Unausgeglichenheiten und Störungen in anderen. Heute würde man Bach wohl als intuitiven Diagnostiker bezeichnen, vermutlich auch als ein Medium. Während sein Erfolg als Schulmediziner, Arzt und Mann der Wissenschaft in traditionellen Kreisen wuchs, kam es Ende der zwanziger Jahre in seinem medizinischen Wirken und Erleben zu einer Veränderung, die einen tiefgreifenden Einfluss auf die Ausrichtung hatte, die sein Leben nehmen sollte.

Nora Weeks erzählt, dass er in jener Zeit zunehmend unzufrieden geworden war mit den Methoden, die in der traditionellen Medizin gebraucht wurden. Für den an esoterischen Themen Interessierten war das Heilen inzwischen etwas anderes als die Behandlung der Symptome einer Krankheit oder eines Leidens. Für Bach ging es darum, auch Seele und Geist des Menschen zu behandeln. Beim Beobachten seiner Patienten war er zu der Erkenntnis gelangt, dass es einen klaren Zusammenhang zwischen dem emotionalen Zustand und den chronischen Krankheiten der Menschen gab.

Diese Beobachtungen führten ihn dazu, seine eigene Theorie über die Ursprünge von Krankheit und Leiden zu formulieren. Er war davon überzeugt, dass diese eine Folge von Disharmonie zwischen der Seele und der Persönlichkeit waren. Kompromisslos vertrat er die Ansicht, dass das Wohlbefinden wiederzugewinnen sei, indem man jene Disharmonie in die Harmonie zurückführte. Die Integration von Seele und Persönlichkeit sah er als Schlüssel zum Vermeiden von Krankheit überhaupt. Bach spürte: Die Natur selbst barg den Schlüssel, um zur Harmonie zurückzugelangen. Über sein Wissen aus der Esoterik hinaus schien er *intuitiv zu wissen,* dass die Botschaft der Seele uns zu *fühlen* lehren will. Auf unserem Weg durch schmerzliche wie freudige Emotionen gleichermaßen entwickeln wir unseren intuitiven sechsten Sinn, die Wahrnehmung der Stimme unserer Seele. Bachs bewusstes Gewahren der Beziehung zwischen der Seele und der Persönlichkeit schien ein Anzeichen seines sich weitenden Bewusstseins und des Seelenpfades, der für ihn vorgesehen war.

Betrachten wir, was wir über Bachs persönliche Geschichte im Kontext der fünf kosmischen Gesetze wissen, können wir einen Blick auf den Pfad erhaschen, den seine Seele für ihn vorgesehen hatte. Diese Betrachtung ist wichtig: Wenn wir uns erinnern, dass die Intention des Heilers eine direkte Auswirkung auf den Heilungs-vorgang und sein Ergebnis hat, ist die Beschäftigung mit Bachs Intention und spiritueller Ausrichtung wichtig zum Verständnis des einfachen, aber tiefgreifenden Heilungspotenzials, das seine Blütenessenzen bergen. Es ist interessant: So nützlich es für uns ist, das Leben Bachs und den Bezugsrahmen seines Werkes und Wirkens aus einer anderen Perspektive zu betrachten, so wichtig ist auch ein Wechsel des Blickwinkels in der Kernbotschaft sei-ner Heilmittel – eine andere Perspektive auf unsere emotionale Wahrnehmung, damit wir unseren eigenen Seelenpfad entdecken und ihm folgen können.

Befassen wir uns darüber hinaus mit einigen Persönlichkeits-merkmalen Bachs, beginnen wir zu sehen, wie die *Gesetze von Wiedergeburt, Karma, Gelegenheit, Ausgleich* und *Entsprechungen* in seinem Leben zum Tragen kamen. Als junger Mann hatte Bach zum Beispiel eine sehr schwierige Zeit im großstädtischen Umfeld. Seine Gesundheit war immer ein Thema, sie manifestierte zeitlebens mehr oder weniger schwierige – bis hin zu extrem lebensbedrohlichen – Umstände bis zu seinem Tod im frühen Alter von fünfzig Jahren. Nora Weeks' Bericht über Bachs Persönlichkeit zeugen von seiner

starken Abneigung gegen das Leben in der Großstadt und von seinem
ständigen Kampf mit seinem sehr fragilen Nervensystem, das sich
nur in einer natürlichen Umgebung zu beruhigen vermochte. Ein
empfindliches Nervensystem findet sich nicht selten bei Individuen,
die mit einem überaus intuitiven Wesen begabt sind. Wir stellen dies
fest bei Medien, aber auch bei Personen, welche die Gabe des Hell-
sehens oder die Fähigkeit besitzen, Bilder oder Visionen zu schauen.

Aus dem vorhandenen Material wissen wir, dass Bach bereits
in den frühen Jahren seiner medizinischen Laufbahn chronische
körperliche Leiden hatte, besonders aber in den späteren Jahren, in
denen er ausschließlich mit den Heilmitteln arbeitete (1928-1935).
Nora Weeks berichtet, dass sie einmal fragte: „Verschwindet dein
Körper bisweilen aus deinem Bewusstsein?" Als sie dies bejahte,
erklärte er: „Du weißt nicht, welches Glück dir beschieden ist. Mein
ganzes Leben lang hat mein Körper unentwegt unter irgendwelchen
Schmerzen oder Beschwerden gelitten … Ich muss Schmerzen aus
eigener Erfahrung kennen, damit ich weiß, was andere zu leiden
haben."[10]

Nach der Entdeckung der ersten neunzehn Heilmittel des Repertoires (1928 bis 1933) entdeckte Bach die letzten neunzehn Heilmittel
in den Jahren 1934 und 1935. Diese Zeit war für ihn sowohl emotional
als auch körperlich äußerst schwierig. In jenen Jahren erlebte er vor
der Entdeckung eines neuen Heilmittels Phasen, die ihn körperlich
und emotional sehr mitnahmen. Weeks berichtet:

*Sein ganzer Körper war ausgerechnet in der heißesten Jahreszeit
tagelang von einem äußerst unangenehmen Ausschlag überzogen, der
unaufhörlich brannte und juckte. In einer anderen Phase brachen
wochenlang ständig Geschwüre an seinen Beinen auf, die von den
Knöcheln bis zum Knie völlig wund waren; die Haare fielen ihm
aus, und er verlor fast das Augenlicht. Bis er ein weiteres Heilmittels
fand, war sein Gesicht angeschwollen und äußerst schmerzhaft. Ein
anderes Mal schwächte ihn eine schwere Blutung, die erst zum Still-*

10 Bach, *Originalschriften*, S. 212

*stand kam, als das Heilmittel für seinen Gemütszustand gefunden
war, der ihn quälte.*[11]

Trotz seiner prekären Gesundheit war Bach beruflich und persönlich ein Mensch, den man heute als Workaholic bezeichnen
würde. Dieses Muster zeigte sich nicht nur in den Jahren seines
Medizinstudiums, sondern blieb, bis er 1935 bekanntgab, dass seine
Arbeit an den Heilmitteln vollendet war. Seine Arbeitsweise und
-leistung kostete seine Gesundheit einen hohen Preis, der jedoch
aus der Sicht seiner Seele höchstwahrscheinlich nicht zu vermeiden
war. Interessant, wenn auch kaum überraschend, ist die Tatsache,
dass wir ähnliche Muster und Konstitutionen bei begabten Heilern
in allen Kulturen und Traditionen finden können.

Bach jedoch fand Linderung und Erleichterung für Körper, Seele
und Gemüt in der Freiheit auf dem Lande. Die Natur war für ihn
etwas Göttliches. Er glaubte, dass sein hoch entwickelter intuitiver
Sinn bei der Arbeit mit den Patienten sowie die heilenden Qualitäten
und Schwingungen der Blütenessenzen ein göttliches Geschenk der
Natur waren. Seine Worte sind Ausdruck seiner Bescheidenheit;
niemals bezeichnete er die Heilmittel oder ihre Entdeckung als
allein seine Errungenschaft, vielmehr betrachtete er sich als einen
bloßen Kanal oder ein Werkzeug für:

*Jene Blumen auf dem Felde, die zum Heilen gewachsen sind,
[sie] bringen uns durch Trost, Linderung und Erleichterung unserer
Sorgen und Befürchtungen der uns innewohnenden Göttlichkeit
näher. Dieses Wachsen der Göttlichkeit in uns ist es, was uns heilt.
… Somit können wir wahrheitsgemäß sagen, dass gewisse Pflanzen
durch göttliche Fügung für uns gewachsen sind und die Hilfe, die
sie uns schenken, heilt nicht nur unseren Körper, sondern bringt
Eigenschaften unserer Göttlichkeit in unser Leben und unseren
Charakter.*[12]

11 Weeks, *Edward Bach: Entdecker der Blütentherapie,* S.123
12 *Freimaurer-Vortrag 1936,* in Bach, *Gesammelte Werke*, S. 40/41

Das Wirken der Gesetze von *Wiedergeburt* und *Karma* können wir in Bachs Erinnerung an frühere Inkarnationen erkennen. Er sagte, er sei schon immer ein Heiler gewesen, doch solche Erinnerungen, bemerkte Nora Weeks, bedeuteten ihm wenig. Anscheinend war er mehr mit dem Werk beschäftigt, das zu erfüllen er zurückgekommen war, damit seine Arbeit mit den Heilmitteln an andere weitergegeben werden konnte. Seine speziellen Gaben des Heilens und „Sehens", die er selbst als solche anerkannte, lagen, wie er es ausdrückte, „in höheren Händen" und konnten nicht an andere weitergegeben werden.[13] In Anbetracht dessen, dass er zahlreiche frühere Leben bereits als Heiler tätig gewesen war, dürfen wir vermuten, dass seine karmische Mission in diesem Leben die Aufgabe mit sich brachte, Mittel zu finden und zu erforschen, mit deren Hilfe alle Menschenwesen etwas für ihre eigene Heilung tun konnten. Aus esoterischen Schriften wissen wir, dass der Menschheit im Laufe der Zeitalter Werkzeuge zur Heilung gegeben wurden, die weit über unser gegenwärtiges theoretisches und praktisches Wissen hinausgehen. Aufgrund unseres Kämpfens um Macht und des Missbrauchs derselben sind sie „in Vergessenheit geraten" und werden dies bleiben bis zu einer Zeit, in der sie von Neuem entdeckt und zum Guten gebraucht werden.

Nora Weeks überliefert zwar, dass Bach Freimaurer war, doch sie äußerte sich nicht im Detail über seine esoterischen Interessen und erwähnt kaum mehr als die Verbundenheit mit seinen Freimaurer-Brüdern und seine Erinnerung an frühere Leben als Heiler. Julian Barnard jedoch teilt uns mit, dass Bachs esoterische Interessen ein viel weiteres Gebiet abdeckten. Bach hatte kein geringes Interesse an Astrologie und äußerte ursprünglich das Empfinden, dass die Unterschiedlichkeit der zwölf großen Heiler – der ersten zwölf Blütenessenzen – aufgrund des Einflusses der zwölf Zeichen des Tierkreises einzigartig war.[14] Neben seinem Interesse für die Ast-

---

13 Bach, *Originalschriften*, S. 213
14 Bach, *Gesammelte Werke*, S. 120/121

rologie beschäftigte er sich offenbar mit den Lehren von Buddha, Christus und den großen Meistern.[15]

Es ist unverkennbar, dass Bach vor einem metaphysischen Hintergrund arbeitete und schrieb. Dies zeigt zweifellos auch seine Erwähnung einer Gruppe hochentwickelter Seelen, die in der metaphysischen Spiritualität als die „Weiße Bruderschaft" bezeichnet wird. In einem Brief, den Bach 1934 an einen „Bruder" (vermutlich einen Mit-Freimaurer) richtete, bringt Bach seine Besorgnis um die Zukunft zum Ausdruck und erwähnt, dass eine „Botschaft durchkam", während er gerade „nahe dem Treidelpfad bei Marlow-on-Thames" lag. Er erklärte weiter, dass diese Botschaft nicht nur für ihn selbst, sondern auch für all jene bestimmt sei, „die bestrebt sind zu helfen". In diesem Augenblick erfasste er die Leuchtkraft eines Stechginsterbusches in seinem Blickfeld. Er ergänzte seine Aufzeichnungen mit der Bemerkung, dass die Stechginster-Blütenessenz das erste Heilmittel aus der Gruppe der vier Helfer war. *(Gorse [engl.: Stechginster] wird empfohlen bei Hoffnungslosigkeit.)* Bach schließt seinen Brief: „*Viele Leute könnten natürlich mit alledem überhaupt nichts anfangen, aber ich weiß, dass Du darin das Wirken der Weißen Bruderschaft unter uns erkennst – nicht durch Wunder, nicht durch Erscheinungen, sondern indem wir uns, sofern wir dazu bereit sind, in den alltäglichen Dingen führen lassen*".[16] Während solche metaphysischen Tiefen kennzeichnend für Bachs persönliche Philosophie waren, stellt Barnard zutreffend fest, dass „nicht jedermann ihn auf seinem weiteren Weg begleiten wird".[17] Dessen ungeachtet sind seine Heilmittel überaus wirksam, unabhängig von der persönliche Anschauung des Verwenders.

Bachs Bruch mit der Schulmedizin ist nicht nur ein Beweis für seine Überzeugung, auf die eigene Intuition zu lauschen, sondern auch das Wirken, ja geradezu eine Verkörperung des *Gesetzes der*

---

15 Barnard, 2002, p.29
16 Bach, *Originalschriften*, S. 131
17 Barnard, 2002, p.78

Gelegenheit. Angesichts seines Interesses an einem breiten Spektrum esoterischer Philosophie kann es kaum Zweifel darüber geben, dass Bach seine Abkehr von der Schulmedizin als eine Gelegenheit sah, alte karmische Schulden abzuzahlen. Von großer Bedeutung ist ferner, dass ihm dieser Schritt die Gelegenheit bot, die Heilung des Menschen aus der Natur aus einer umfassenderen Perspektive wahrzunehmen. Es war Bach bewusst, dass diese Gelegenheit für ihn nicht „freie Fahrt" bedeutete. Er betrachtete Gelegenheiten aus einer spirituellen Perspektive, da sie uns häufig als Schwierigkeiten und Hindernisse maskiert erscheinen. Doch dienen sie stets einem guten Grund:

> Störungen gibt es in jedem Leben, sie sind Teil des göttlichen Planes, und sie sind notwendig, damit wir lernen können, ihnen mutig entgegenzutreten. Ja, wir können sie als wirklich nützliche Gegner betrachten, die allein dazu da sind, uns zu helfen, an Stärke zu gewinnen, unserer Göttlichkeit gewahr zu werden und unsere Unbesiegbarkeit zu erkennen. … *Je mehr Schwierigkeiten auf unserem Weg sichtbar werden, desto gewisser können wir sein, dass unsere Mission lohnend ist.*[18]

Wenn wir uns vor Augen halten, dass Bach seine Theorie über Krankheit und Leiden auf das Fundament seiner Vorstellung von Konflikten zwischen der Seele und der Persönlichkeit (oder dem Gemüt) baute, erkennen wir, dass er in seinen Heilmitteln den Kern des *Gesetzes vom Ausgleich* und zugleich die Konsequenz der gestörten Balance in den Brennpunkt unserer Aufmerksamkeit stellt. Seine Richtlinie fürs Heilen fand er im Gleichgewicht der Natur. An einer Stelle erwähnt Nora Weeks, dass Bach die Heilmittel „gezeigt bekam". Sie berichtet, dass er bei einer bestimmten Gelegenheit anscheinend in einer eher zurückgezogenen und reservierten Stimmung war, und dann plötzlich verkündete, dass sie nun auf die Suche nach der Blume gehen würden, die diesem Zustand Abhilfe verschaffen

---

18 *Befreie dich selbst,* in: Bach, *Gesammelte Werke*, S. 142

würde. Nachdem er „Water violet" (Sumpfwasserfeder) gefunden
hatte, legte Bach einfach seine Hand über die Blume und „spürte",
was wir als eine symbiotische Resonanz verstehen könnten, die ihm
„ein Gefühl von Frieden, Ruhe und Demut brachte".[19]

Barnard bezeichnet solche Begebenheiten als innere Unterwei-
sungen, aber wie man es auch nennt, ist dabei klar, dass Bach einen
Austausch mit der Natur erlebte, der im Einvernehmen mit dem
Pfad seiner Seele geschah.[20] Er erkannte, dass die Lebenskraft von
bestimmten Blumen die Fähigkeit besaß, spezifische belastende und
toxische Emotionen auszugleichen, so dass wir „Krankheit oder
Leiden nie erfahren mögen". Wenn wir einen Schritt zurücktreten
und Bachs Intention anhand seiner Arbeit betrachten, können wir
sehen, dass dieser Mann ständig einen Zustand des Gleichgewichts
in allen Dingen suchte und glaubte, dass der Schlüssel zur Balance
durch das Lauschen auf unsere Intuition zu finden sei.

So traurig es auch scheint, finden wir das *Gesetz der Entsprechungen* auch in Bachs lebenslangem Kampf mit seiner Gesundheit
wieder. Es scheint wie eine Ironie des Schicksals: Trotz Bachs Genie
und seiner außergewöhnlichen Begabung als Heiler war seine eigene
Gesundheit seine größte Nemesis. Das Gesetz der Entsprechungen
wird sogar in Bachs ganzer Theorie von Krankheit und Leiden
erkennbar: Wenn wir die giftigen Emotionen in unserem Inneren
nicht versöhnen und die gestörte Verbindung zwischen Gemüt und
Seele nicht reparieren können, wird sich dies am Ende auf den Körper auswirken und dieser zusammenbrechen. „Wir alle haben eine
göttliche Mission in dieser Welt, und unsere Seelen nutzen unser
Gemüt und unseren Körper als Instrumente, um dieses Werk zu
vollbringen, so dass – wenn alle drei im Einklang sind – das Resultat
vollkommene Gesundheit und vollkommenes Glück sein wird."[21]

Es ist schwer zu begreifen, warum ihm eine robuste Gesundheit

---

19 Barnard, 2002, p.36-37
20 Barnard, 2002, p.36
21 *Befreie dich selbst,* in: Bach, *Gesammelte Werke*, S. 136

versag war. Es ist noch schwerer zu glauben, dass auf seinem Totenschein als Ursachen seines Ablebens Sarkom (Krebs) und Herzstillstand genannt wurden.[22] In *Heile Deinen Körper* assoziiert Louise Hay bei Krebs „tiefer, ungelöster Schmerz und Trauer, tiefes Gefühl der Verletztheit". Carolyn Myss zitiert in *Geistkörper-Anatomie* zahlreiche Beispiele für ein gestörtes Gleichgewicht im Körper und wie sie sich auf die Chakras und ihre emotionalen Muster beziehen. Wir können nur vermuten, dass Edward Bach in diesem Leben irgendwie auf vielen Ebenen enorme karmische Schulden abzahlte. Es ist bedauerlich, dass ihm sein Berufsstand, welcher ihn einst hoch geehrt und geachtet hatte, am Ende den Rücken kehrte, als Bach begann, seine Wahrheit auszusprechen. Noch ironischer mutet es an, dass er heute gewiss als brillanter Arzt für Seele und Körper auf dem Gebiet der Psychoneuroimmunologie respektiert würde.

Bach war ein Mensch, der das Leben nicht durch Scheuklappen betrachtete, sondern das ganze Universum im Blick hatte. Was auch immer er lernte – es schien nie genug. Im Jahre 1935 betrachtete er sein Werk für diese Lebenszeit als beendet. Bach *wusste*, dass seine Zeit in dieser Inkarnation im Herbst 1936 zu einem Ende kommen würde. Er schrieb an einen Freund, er „erwarte täglich, zur Mitarbeit an einem Werk abberufen zu werden, das mir mehr entspricht als die Aufgaben dieser so schwierigen Welt".[23] Sein Geschenk an uns ist dieses wunderschöne System des Heilens und seine Lehre, die uns anregt und ermutigt, auf unsere Intuition, die Stimme unserer Seele, zu lauschen. In all seiner Bescheidenheit lag ein brennendes Verlangen, allen Menschen einen Weg zu ihrer Selbstheilung zu hinterlassen. Es ist zweifelhaft, ob er sich jemals als der Mystiker empfand, der er war.

---

22 Barnard, 2002, p.307
23 Bach, *Originalschriften*, S. 205

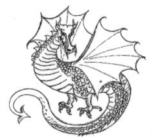

KAPITEL 3

Vom Medizinmann zum Mystiker

Betrachten wir die Liste unserer „heiligen Sammlung" auf der
Suche nach *der einen Übung oder Philosophie,* die das Feuer unserer Seele entzünden oder entfachen wird, so stellen wir fest, dass
sich in unserer Sammlung eine Vielzahl von Schamanen, Medien,
Channels, Hellsichtige, Hellhörende, Seher und auch Mystiker tum-
meln. Während einige von ihnen den Anschein aufrichtiger Pilger
vermitteln, sind andere leider nur schlecht beratene Scharlatane, die
ihren Weg – vielleicht – in der nächsten Inkarnation finden werden.
Unterscheidung ist also ein überaus wichtiges Werkzeug für unser
Beginnen, und die elementare Frage lautet: *„Woher wissen wir?
Was macht einen Mystiker aus?"* Weiter: Woher wissen wir, dass
Edward Bach einer war? Was genau sind die Voraussetzungen, um
ein Mystiker zu sein? Qualifizieren sich nur heiligmäßige Menschen
für diese hehr klingende Bezeichnung, oder ist man zuerst ein
Mystiker und wird später zum Heiligen?

Gewiss hängen Mystik und Heiligkeit irgendwie zusammen. Doch
wenn jemand kein Heiliger ist, schließt ihn dies von der Kandidatur
zum Mystiker aus? Und wenn einer ein Heiliger ist, macht ihn das
automatisch zum Mystiker? Wir sehen, dieses Thema kann leicht
verwirrend werden.

Es müssen wohl sehr viel Leiden und Alleinsein die Voraussetzungen sein (und zwar gute) – allerdings nicht immer. Dass jemand
als Mystiker dargestellt wird – und in manchen Fällen sogar glaubt,
selbst einer zu sein –, ist dieser Tage keine Seltenheit. Gerade wegen
des Ansturms auf diese ehrwürdige Bezeichnung ist eine Definition
mystischer Merkmale gefragt. Diese Klarstellung ist wichtig, damit

wir erfahren können, warum Bach ein Mystiker war. Noch wichtiger aber ist die Frage: Wie hat ihn dieser Bewusstseinszustand beeinflusst, während er mit den Blütenessenzen arbeitete; und welcher Art wiederum ist deren Wirkung auf uns?

Im Jahre 1911 schrieb Evelyn Underhill ihren Klassiker *Mysticism, the Nature and Development of Spiritual Consciousness*[24], in dem wir einige recht ausführliche und detaillierte Richtlinien finden. Obwohl ihr Stil durchaus ihrer Zeit entsprach und für Leser eines breiten Spektrums geeignet ist – angefangen bei jenen, die nur ein gelindes Interesse für Mystik besitzen, bis hin zu Hochschulprofessoren –, können wir Underhills Sprache oft nur mit Schwierigkeiten folgen. Zum Glück gibt es in Wayne Teasdales *The Mystic Heart* (1999)[25] auch einen jüngeren Blick auf das Thema Mystik sowie die Merkmale und den Weg des Mystikers.

Viele Menschen glauben, mindestens ein mystisches Erlebnis gehabt zu haben. Nach William James, einem amerikanischen Psychologen und Philosophen des 19. Jahrhunderts, werden solche singulären Erlebnisse nach vier allgemeinen Charakteristika klassifiziert, nämlich:

1. Sie haben mehr mit dem Fühlen als mit dem Intellekt zu tun und lassen sich mit gewöhnlicher Sprache nicht vermitteln.
2. Sie haben eine noetische Qualität, die sich als ein Zustand des Gewahrseins manifestiert, der über das lineare Denken hinausgeht.[26]
3. Sie gehen über die lineare Zeit hinaus, dauern aber selten länger als wenige Augenblicke.
4. Sie gehen mit einem Zustand von Passivität im Erlebenden einher, als ob dieser „aufgehoben" und von einer höchsten Präsenz geborgen würde, nicht unähnlich einer außerkörperlichen Erfahrung.[27]

---

24 dt. Ausg.: *Mystik. Eine Studie über die Natur und Entwicklung des religiösen Bewusstseins im Menschen,* München: Rowohlt 1928; Bietigheim: Turm 1974
25 dt. Ausg.: *Das mystische Herz,* Bielefeld: Aurum 2004
26 Wie in diesem Zusammenhang, bezieht sich der Begriff noetisch auf Wissenszustände, die sich dem gewöhnlichen Intellekt entziehen.
27 *Harper's Encyclopedia of Mystical and Paranormal Experience,* p.384

Allerdings besteht ein gewaltiger Unterschied zwischen dem singulären Erlebnis und der Feststellung, sich selbst *auf dem mystischen Pfad* zu befinden. Während der mystische Pfad *einige* von den oben genannten allgemeinen Merkmalen des mystischen Einzelerlebnisses aufweist, umfasst die Wirklichkeit erheblich mehr Aspekte. Der Pilger auf dem mystischen Pfad befindet sich in einem fortlaufenden Prozess, auf einem sehr langen und beschwerlichen Weg. Längs dieses Weges gibt es gewisse Merkmale oder Charakteristika zur Identifizierung. Zunächst jedoch wollen wir den Pfad aus einem weiteren Blickwinkel betrachten.

Laut beiden Quellen, den Werken Underhills und Teasdales, erlebt der mystische Pilger bestimmte Bewusstseinszustände und Daseinsweisen. Darüber hinaus weist der Pfad auch praktische und aktive Aspekte auf. Der Mystiker ist beteiligt, er engagiert sich in seinem Prozess, der wiederum für das weitere Seelenwachstum vorteilhaft ist. Dieser Aspekt dürfte uns vertraut vorkommen, wenn wir mit Bachs Heilmitteln arbeiten, denn Bachs Blütenessenzen geben uns sanfte Impulse, um uns zu engagieren, zu beteiligen, zu reflektieren, wahrzunehmen und zu wachsen auf dem Pfad unserer Seele. Der mystische Pfad ist ein Weg der Erfahrung. Mit anderen Worten, die, die ihn beschreiten, sind in Kontakt mit dem, was letztlich zutiefst real ist, so Teasdale. Der Mystiker *lebt* seinen Pfad, er *redet* nicht nur darüber. Dies ist eine andere Art, die Bodhidharma-Weisheit auszudrücken: „Alle kennen den Weg, doch nur wenige gehen ihn tatsächlich." (s. Kapitel 2). Wie in dem singulären mystischen Erlebnis gibt es zudem Augenblicke des Gewahrseins, die wiederzugeben unsere normale Sprache versagt; sie beeindrucken durch eine andere Art des Wissens. Darüber hinaus erlebt der Mystiker ein Wissen, das noetisch ist; es schenkt einem eine „direkte Erfahrung der höchsten Wirklichkeit oder des Göttlichen … ein kostendes, schmeckendes Wissen Gottes".[28]

Für den Mystiker gibt es die Erleuchtung einer universellen Ver-

---

28 Teasdale, p.23

bindung zwischen der zeitlichen und der kosmischen Welt, die keines Beweises oder einer Erklärung bedarf; sie ist integrativ, allumfassend, absolut ... sie *ist* einfach. Schließlich erklärt uns Teasdale, dass mystische Spiritualität eine praktische, spirituelle Weisheit ist. Innerhalb dieser Weisheit liegt ein bestimmtes Wissen vom kosmischen Gesetz und seinem Wirken. Die intuitive Erkenntnis dieser Weisheit verbindet uns zutiefst mit dem Göttlichen; manche erfahren als zusätzliches Geschenk auf ihrer Reise, dass sie die Emotionen und Motive anderer fühlen können.

Der Pfad, den der Mystiker beschreitet, manifestiert sich in vielen Gestalten, Formen und Traditionen. Es gibt spezifische Merkmale, die den Mystiker und den mystischen Pfad ausmachen. Wenn wir diese Merkmale wie Prüfungskriterien untersuchen, haben wir die Chance, Scharlatane jeglicher Couleur auszuschließen, die bei uns selbst im Buschwerk lauern mögen. Gleichzeitig nähern wir uns einem Verständnis, warum Edward Bach ein Mystiker war.

Spirituelle Lehren, Lehrer und Gelehrte beschreiben Charakteristika, die quer über viele Traditionen und Philosophien hinweg zu gebrauchen sind. Doch weil zahllose Darstellungen von Mystikern der verschiedensten Zeitepochen existieren, haben wir es mit einer Collage zu tun, welche sich sowohl über die sakralen als auch über die säkularen Grenzen hinaus ausdehnt. Die Merkmale des Mystischen sind in gewissem Grade subjektiv. Deshalb werden nicht alle „Mystiker" anhand einer Liste von genauen Kennzeichen auszumachen sein, noch zeigen alle die Merkmale des Mystischen in der gleichen Weise und Deutlichkeit.

In ihrem Buch *Florence Nightingale, Mystic, Visionary, Healer* bemerkt Barbara Dossey, dass westliche Mystiker und Heilige kein idyllisches Leben zu führen pflegten. Gleiches gilt freilich auch für die Mystiker im Osten. Laut Dossey, lebten westliche Mystiker größtenteils eine überaus komplexe Geschichte voller äußerem und innerem Chaos – weil „die meisten von diesen auserwählten und begabten Individuen die Sache der Reform auf ihr Panier

geschrieben hatten".[29] Betrachten wir die Aufzeichnungen über
andere Mystiker, stellen wir fest, dass ihr Leben von selbstlosem
Dienen, Mitgefühl, einer Form spiritueller Praxis und weitrei-
chender Vision gekennzeichnet war. Beschreibungen des Lebens
von Mystikern in der Vergangenheit bieten uns eine interessante
Mischung von Charakteristika, wie sie von Underhilll, Teasdale
und Dossey beschrieben wurden. Die Mischung umfasst sowohl
ausgeglichene als auch unausgeglichene Aspekte ihres Lebens, die
sie mit schwierigen Beziehungen konfrontierten. Viele hatten eine
verdrehte Selbstwahrnehmung und zweifelten an ihren Fähigkeiten.
Während solche Konflikte und Kämpfe wohl ein fester Bestandteil
ihres Lebens waren, scheinen Mystiker von einer dominierenden
Motivation bewegt zu sein, einem früher wie heute brennenden
Verlangen, eine direkte Erkenntnis des Göttlichen zu erlangen,
sowohl im Inneren als auch im Äußeren. Die Kombination solcher
Charakteristika entfachte das Feuer der Seele in diesen Menschen
und war ihr Antrieb, der sie auf den mystischen Pfad führte.

Christliche Mystiker, wie Hildegard von Bingen (1098-1179),
Teresa von Avila (1515-1582) und Johannes vom Kreuz (1542-1591),
zeigten ein tiefes Mitgefühl, bedingungslose Liebe und Freundlichkeit für alle lebenden Wesen. Diese Merkmale finden wir bei
Mystikern häufig. Doch wie sie ihre Visionen im Rahmen ihres
religiösen Lebens aktiv manifestierten, unterscheidet sich ebenso
sehr wie ihre persönlichen Geschichten.

Hildegard von Bingen, eine Feministin in ihrer Zeit, erlebte von
frühem Kindesalter an religiöse Visionen auf eine Weise, wie sie sich
viele von uns als für eine Mystikerin typisch vorstellen. Mit einem
Selbstvertrauen, das nur aus einer hochentwickelten Selbsterkenntnis
erwachsen sein kann, trat sie dafür ein, dass Frauen der gleiche Rang
zuerkannt werde wie Männern. Zahlreich waren ihre Schriften,
Briefe und Reisen bis zu ihrem Tod mit gut achtzig Jahren. In ihren
Schriften kritisierte sie mehrere der wichtigen Religionen, darunter

29 Dossey, p.425

auch die Doktrinen ihres eigenen Glaubens. Mit einem lebhaften
Interesse an der Medizin durchdrang sie „das Naturheilsystem der
vier Elemente und der vier Säfte mit spiritueller Weisheit".[30] Ist
es bloßer Zufall, dass wir siebeneinhalb Jahrhunderte später bei
Edward Bach auf eine ähnliche Philosophie stoßen?

Während ihre Vision in zahlreichen Schriften und der Gründung
von siebzehn strengen Klöstern zum Ausdruck gelangte, scheint
Teresa von Avila ihre liebe Not gehabt zu haben, sich selbst zu
akzeptieren. Wie viele Bewohnerinnen der alten Nonnenklöster litt
Teresa unter „heiliger" Anorexie und enthielt sich der Nahrungs-
aufnahme, was sie für einen direkten Weg zum Göttlichen hielt.
Teresa „gebrauchte regelmäßig ein Olivenzweiglein, um ein Erbre-
chen herbeizuführen, damit sie die Hostie empfangen könnte, ohne
Angst sie abzustoßen".[31] Wie so viele Frauen, die zu einem Leben
innerhalb der Klostermauern gezwungen waren, glaubte Teresa,
der Leib sei um so akzeptabler für das Göttliche, je reiner er ist.
Bedauerlicherweise maskierte dieser Irrglaube die Dynamik ihrer
schambegründeten Schuldgefühle. Dieser Glaube verschlimmerte
das Empfinden jener Frauen, über ihr eigenes Leben buchstäblich
keinerlei Kontrolle zu haben, und so wandten sie sich gegen ihren
Körper, die einzige Domäne, über die sie in einer von Männern
beherrschten Kultur selbst die Gewalt hatten.

Ein Zeitgenosse und fleißiger Korrespondenzpartner von Tere-
sa, Johannes vom Kreuz, brachte seine Mystik durch reichliches
Schreiben zum Ausdruck. Es beschäftigte sich vor allem mit der
„mystischen Reise der Seele zu Gott" über drei Stufen der mystischen
Vereinigung: Reinigung, Erleuchtung und Vereinigung. Aus der
Lebensgeschichte des Johannes erfahren wir, dass er fest glaubte,
dass Leiden und innere Distanz Voraussetzungen für die mystische
Vereinigung seien. Manche Quellen nennen ihn als Urheber des
Begriffes „die dunkle Nacht der Seele", der heute gebraucht wird,

---

30 *Harper's Encyclopedia of Mystical and Paranormal Experience,* p.262
31 Bell, p.18

um einen Zustand intensiven persönlichen Kämpfens zu beschreiben, und der – wohl kaum zufällig – den kontrahierten Gefühlszustand von Bachs Heilmittel Sweet Chestnut charakterisiert.

So wie der mystische Pfad durch unterschiedliche Verhaltensweisen Gestalt annehmen kann, vermag auch das auslösende Moment, das mystische Erwachen, in einer Vielfalt von Arten und Formen eintreten. Das Entfachen des Seelenfeuers kann durch ein einzelnes Ereignis geschehen, oder es entfaltet sich durch einen Prozess, der schließlich in einem Gewahrwerden des inneren Konflikts mit der äußeren Umgebung gipfelt.

Verlassen wir nun die drei historischen christlichen Mystiker und betrachten Florence Nightingale (1820-1879) und Swami Rama vom Himalaya (1925-1997) als Beispiele zeitgenössischer Mystik. Neben Stammes-Schamanen, Yogis, Buddhisten, Kabbalisten, Sufis und zahllosen Vertretern anderer Traditionen, die zum mystischen Konsortium beitragen, haben diese zwei Exponenten ihre eigenen, bedeutenden Plätze im mystischen Register. Beide sind im Wohlstand aufgewachsen, doch ihre dem selbstlosen Dienst an den Menschen gewidmeten Lebensläufe waren so unterschiedlich wie ihre kulturellen Hintergründe.

Florence Nightingales Initialzündung kam durch ein einzelnes Ereignis. Wie Hildegard von Bingen und Jeanne d'Arc (im Frankreich des 15. Jahrhunderts), „empfing [Florence] von Gott einen Ruf zum Dienen". Dies geschah am 7. Februar 1837, Florence war erst sechzehn Jahre alt. Von da an kämpfte Nightingale – trotz ihrer chronischen und schweren körperlichen Gebrechen, die sie zeit ihres Lebens begleiteten –, um ihre Vision und Mission zu verfolgen, die einer Reformierung in Medizin und Gesellschaft galt. Trotz ihrer begüterten Herkunft entschied sie sich für ein Leben in Einfachheit oder Zurückgezogenheit.

Angetrieben von ihrer feurigen Leidenschaft, die göttliche Vereinigung mit dem Absoluten zu erreichen, wurde Florence Nightingale zweifellos eine Kraft zur Veränderung. Sie widmete ihr Leben einer

Revolutionierung der Krankenpflege und Hygiene in britischen Spitälern; sie drängte auf eine Reform des britischen Sanitätswesens und die Verbesserung der Ausbildung sowie gesellschaftliche Anerkennung der Krankenpflege. Alle diese Aktivitäten verlangten von ihr, dass sie viel in der Welt war. Sie war bewegt von einer großen, makrokosmischen Vision, und durch die nach außen gerichteten und sehr weltlichen Manifestationen ihres Verlangens erreichte sie in den letzten Jahren ihres Lebens offenkundig eine Ebene der Vereinigung mit dem Göttlichen: „Die Sehnsucht meines Herzens erreicht – und nun zu Dir gezogen durch Schwierigkeiten und Enttäuschungen. Heimwärts bestimmt, so bin ich eingetreten."[32] Die zwei Frauen, welche die tiefsten Spuren in der Militärgeschichte in England und Frankreich hinterlassen haben, waren, laut Underhill, Florence Nightingale und Jeanne d'Arc – Frauen, die von mystischem Drang getrieben waren.

Swami Rama wurde in eine gelehrte Brahmanenfamilie in der ostindischen Provinz Uttar Pradesh geboren, verbrachte seine Jugend jedoch in den Vorgebirgen des Himalaya, wo ihn ein bengalischer Yogi und Heiliger aufzog. Seine frühe Erziehung und Ausbildung fand in den Klöstern des Himalaya statt, wo er Yoga-Disziplinen, Naturwissenschaft und Philosophie lernte. Hier studierte er bei anderen spirituellen Adepten, darunter Mahatma Gandhi, Sri Aurobindo und Rabindranath Tagore. Anfang der fünfziger Jahre verbrachte er elf Monate eingeschlossen in einer 1,2 x 1,8 Meter großen Höhle, nur ein einzelner Punkt diente als Lichteinlass. Er begab sich in einen Zustand tiefster Meditation und praktizierte Pranayama, also Atemkontrolle. Nach Ablauf der elf Monate trat er hervor mit einer Vision für sein Leben, das er dem Dienst an der Menschheit widmete.

In diesem Dienst verfolgte er das Ziel, andere Menschen zu lehren, wie sie sich an den „inneren Lehrer" wenden konnten; und sein Leben galt der Aufgabe, dem Westen die heiligen Lehren des Hi-

32 Dossey, p.425

malaya zu vermitteln. Diese Lehren gründeten in seinem immensen Wissen auf den Gebieten Medizin, Psychologie, Parapsychologie und Philosophie. Im Jahre 1971, bei der Eröffnung des Himalayan Institute of Yoga Science und Philosophy („Himalaya-Institut für Yoga-Wissenschaft und -Philosophie") in den Vereinigten Staaten, sagte er: „Wir müssen ein Zentrum des Lebens bauen, das eine wichtige Brücke zwischen Ost und West sein wird."[33] Gefördert von seinen Nachfolgern und Anhängern, verbreitet sich und gedeiht seine Vision auf verschiedenen Wegen weltweit.

Während Edward Bach auf den ersten Blick nicht an einen Mystiker denken lässt, stellt Teasdale fest: „Jeder von uns ist berufen, ein Mystiker zu sein."[34] Dies ist in der Tat eine Überraschung. Was uns daran überrascht? Dass jeder von uns ein solches Potenzial hat. Da bietet sich die Gelegenheit, Bach in einem gänzlich anderen Licht wahrzunehmen. Dabei erleben wir eine weitere Überraschung: Diese neue Sichtweise wird wichtig für unsere Fähigkeit, die elementaren Botschaften der Blütenessenzen an unsere Seelen aufzunehmen und die Rollen zu begreifen, welche sie beim Entfachen des Feuers und der Bestimmung unserer Seele spielen. Als Suchende befinden wir uns in einem Initiationsprozess, der von uns verlangt, dass wir uns in das innere Selbst hinein und hinab begeben. Dies ist keine Übung des Kopfes und Verstandes, der zur Rationalisierung neigt.

Aus diesem Grund ist auch die ganze Reise nicht einfach. Für uns auf den mystischen Pfad Berufene wird der Pfad der Seele zum Weg durch eine Reihe von Initiationen. Eine Initiation ist – *eine Erweiterung des Bewusstseins zu einer Erkenntnis der Allheit, Vollständigkeit und Universalität von Gottes Liebe. Diese Weitung des Bewusstseins oder diese Einweihung kommt, wenn du ... festhalten kannst am Glauben – selbst wenn es den Anschein hat, dass alles, wofür du gearbeitet hast und gestanden bist, alles, woran du geglaubt und worauf du gehofft hast, um dich herum zerbricht und*

---

33 http://www.himalayaninstitute.org/swamirama
34 Teasdale, p.119

*zerkrümelt. Nun ist die eigentliche Grenze deiner Probe erreicht,
und deine Einweihung steht bevor ... Wenn du zu dem allerletzten
Höchstmaß an Ausdauer gefordert wirst, bricht das Licht für dich
hervor, und du weißt: Alles, für das du gestanden bist und an dem
du festgehalten hast, ist ewige Wahrheit.*[35]

Mit anderen Worten: Initiationen sollen nicht einfach sein.

Betrachten wir Bach aus dieser Perspektive, können wir das
Wesen dieses Mannes hinter dem brillanten Arzt entdecken. Der
Sprung in das neue Territorium bietet uns die Gelegenheit, einen
Repräsentanten von absoluter und zeitgenössischer Mystik kennen-
zulernen – und dabei vielleicht auch in uns selbst Merkmale des
Mystikers zu entdecken.

Bei den meisten Mystikern können wir eine Gemeinsamkeit
feststellen, nämlich dass sie sich in gewissem Sinne von einer
vertrauten Lebensform oder Lebensweise loslösen. Wie und wann
diese Loslösung stattfindet, ist individuell verschieden. Den Anstoß
dazu gibt vielen ein innerer Konflikt zwischen dem unaufhörlichen
Geplapper des rationalen Denkens und ihrem Lauschen auf die
Stimme der Seele. Als Bach seine Arbeit mit den Blütenessenzen
begann, bezeichnete er diesen inneren Widerstreit als die Ursache
von Krankheit und Leiden.

Bachs nachgerade besessener Arbeitseifer steigerte die chronische Zerbrechlichkeit seiner Gesundheit deutlich – nicht unähnlich
den Verhaltensmustern anderer Mystiker. Nachdem er London den
Rücken gekehrt hatte, nahm Bach zusätzliche Belastungen auf
sich, indem er ein einfaches Leben wählte. Auf den ersten Blick
scheint dieser Entschluss sein sonstiges Leben und Verhalten zu
unterstützen; dies war jedoch nicht der Fall. Seine Entscheidung zog
sehr schwierige Umstände nach sich, die sich von der finanziellen
Freiheit drastisch unterschieden, die er während der ganzen Zeit
seiner Praxis in London genossen hatte. Als er und Nora Weeks
London verließen, um die Arbeit mit den Heilmitteln zu vertiefen,

35 White Eagle in *Stella Polaris,* 1952-3, p.184

lehnte Bach es ab, den Patienten für seine Dienste ein Honorar zu berechnen. Bald waren die Reserven aufgebraucht, und die Mittel wurden chronisch knapp – sogar so karg, dass Bach, als sie sich in Mount Vernon niederließen (heute das Bach-Centre), den größten Teil des Mobiliars für seine Praxisräume selbst anfertigen musste.[36]

Einsamkeit ist eine Umgebung, nach der sich die meisten Mystiker sehnen. Bach war hier keine Ausnahme, seine Beziehungen (sowohl private als auch berufliche) schienen zu fluktuieren. Nora Weeks berichtet zwar, dass er gern zu Singabenden und einigen Gläsern Bier mit den jungen Burschen in den Dorfgasthof ging, doch Informationen über nahe Freunde außerhalb seiner Arbeit findet man nicht bei ihr. Während seiner ersten Ehe zeugte Bach ein Kind mit einer anderen Frau, die er später heiratete, nachdem seine erste Frau an Diphtherie gestorben war. Im Jahr 1922 trennte er sich von seiner zweiten Frau.[37]

Zugegeben, Bach ist ein Rätsel. Einerseits beschreiben ihn sowohl Weeks als auch Barnard als einen Mann, der ungehobelt und ungeduldig sein konnte, andererseits hatte er auch grenzenloses Mitgefühl. Weeks berichtet, dass er ein lebhaftes Interesse am Geschehen und Leben im Dorf zeigte, dabei aber endlos viel Zeit für sich brauchte, um allein zu sein und übers Land zu wandern. Von dem Berufsstand, der ihn nur wenige Jahre zuvor höchst geachtet hatte, wurde er zunehmend im Stich gelassen. Die Gesellschaft, die er am meisten schätzte, war die seiner Freimaurer-Brüder und der wenigen Gefährten, die mit ihm an der Erforschung der Heilmittel arbeiteten.

Das Bedürfnis, allein zu sein, das wir bei Menschen auf dem mystischen Pfad – so auch bei Edward Bach – feststellen, ist eine zweischneidige Sache. Aus dem Alleinsein kann sich eine tiefe Einsamkeit und geistige Krise entwickeln, da das Individuum mit seinen oder ihren eigenen Drachen und dem Abgrund konfrontiert

---

36 Weeks, *Edward Bach: Entdecker der Blütentherapie,* S.120
37 Barnard, 2002, p.305

wird. Dossey berichtet, dass Florence Nightingale in ihre „dunkle Nacht der Seele" (eine Phase der spirituellen Entwicklung) eintrat, bald nach ihrer „intensiven Arbeit in der Harley Street, im Krim-Krieg und an (ihrer Arbeit für) die Reform des militärischen Gesundheitswesens. Ihre chronische Krankheit in der Kombination Stress, Überarbeitung und dem Tod ihrer Seelengefährten … brachte sie zu einem Tiefpunkt, bis sie erkannte, dass Gott ihr alle menschliche Hilfe nahm", um „mich zu zwingen, mich ganz allein auf ihn zu stützen".[38]

Neben den eher symbolischen Merkmalen des Mystikers – chronische Gesundheitsprobleme, schwierige Beziehungen, die Sehnsucht nach einem einfachen Leben, die Erfahrung intensiver Einsamkeit – ist es Bachs einzigartige Verbindung mit der Natur, welche die Tatsache unterstreicht, dass er den Pfad eines natürlichen Mystikers oder „Naturmystikers" beschritt. Das Göttliche habe viele natürliche oder Naturmystiker hervorgebracht, stellt Teasdale fest, die durchaus viel über deren Charakteristika zu sagen vermag. Insgesamt haben Naturmystiker über die Welt der Natur eine innige Verbindung zu allem Lebendigen. Sie weisen ein angeborenes Verständnis der Symbolik und Botschaften auf, welche die Natur dem Menschen freizügig darbietet. Für den Naturmystiker ist diese Verbundenheit mit der Welt der Natur eine „Wirklichkeit, [die] Offenbarungscharakter hat … und höhere Zustände des Bewusstseins auslöst".[39]

Mit anderen Worten, es besteht eine innige Beziehung – und vor allem eine Ebene des Bewusstseins – mit dem Göttlichen durch die Welt der Natur, die bei anderen Menschen einfach keine so tiefe Resonanz bewirkt. Diese Dynamik bringen Naturmystiker durch Medien wie bildende Künste, Rituale, Schriftstellerei und die Künste von Medizin und Heilung zum Ausdruck. Edward Bach manifestierte seine symbiotische Verbindung mit der Natur und seinen Dienst an der Menschheit in der Entdeckung und Erforschung

---

38 Dossey, p.425
39 Teasdale, p.192

seiner Heilmittel und in seinem leidenschaftlichen Wunsch, dass die
Menschen freizügig lernen mögen, wie sie die Blütenessenzen für
ihr Wohlbefinden und als Hilfe zur Entdeckung der Bestimmung
ihrer Seele einsetzen können.

Auf dem mystischen Pfad ist kein Raum für Gier, Arroganz
oder die Beschäftigung mit dem Anhäufen von materiellem Besitz
zur Gewinnung von Selbstbewusstsein oder als Mittel der Macht.
Wenn solche Motivationen zu treibenden Kräften werden, ist die
bewusste Wahrnehmung von und die Verbindung mit allem Leben
unerreichbar fern – damit auch die Fähigkeit, die Konflikte und
Schmerzen anderer Menschen zu empfinden. Manche Pilger auf
dem mystischen Pfad besitzen auch die außergewöhnliche Gabe
einer hohen Sensitivität für die Beweggründe und emotionalen
Tiefen von anderen. Edward Bach gehörte zu dieser Gruppe. Als
Bachs intuitive Fähigkeiten zunehmend stärker wurden, vermochte
er durch Berührung zu heilen und konnte gelegentlich Ereignisse
voraussagen. Weeks notiert:

*Sein hochentwickelter Tastsinn befähigte ihn, die Schwingungen
und die Kraft zu spüren, die von jeder Pflanze ausgestrahlt wurden,
die er zu testen wünschte; sein Körper war für diese Schwingungen
so empfänglich, dass er augenblicklich reagierte. Wenn er ein
Blütenblatt oder eine Blüte einer Pflanze in die Hand nahm oder
sich auf die Zunge legte, spürte er in seinem Körper die Wirkungen
der Eigenschaften dieser Pflanze.*[40]

Bachs großes Mitgefühl und die Verbindung mit allen Dingen und
Menschen bildeten ein Band zwischen ihnen und ihm, und aufgrund
seines Mitfühlens vernahm er den Hilferuf von jedem, der in Not war.[41]

Dieses erweiterte Gewahrsein ist unverzichtbar für jeden, der
den mystischen Pfad beschreitet – und für uns, die wir versuchen,
die Bestimmung unserer Seele zu entdecken. Es erlangt zu haben,
bedeutet jedoch nicht, dass es keine Kämpfe, Hindernisse und

---

40 Weeks, *Edward Bach: Entdecker der Blütentherapie,* S.55
41 Weeks, *Edward Bach: Entdecker der Blütentherapie,* S.114

Desillusionierungen mehr gäbe. Bachs Freund und Kollege, Dr. F. J. Wheeler, bezeugte: „Während seiner letzten sieben Lebensjahre lernte er die Einsamkeit kennen. Die Arbeit, die er in diesen Jahren durchführte, beruhte ganz und gar auf einem Wissen, das er ausschließlich seiner Intuition verdankte. Und für einen Menschen, der sich ganz von seiner inneren Stimme leiten lässt, hat die Welt weder Verständnis noch Ermutigung bereit, denn sie verlangt kausale Erklärungen und wissenschaftliche Beweise, bevor sie bereit ist zu glauben."[42] Aus Aussagen bei einem seiner letzten öffentlichen Auftritte vor seinem Tod geht klar hervor, dass Bach durch seine Arbeit mit den Heilmitteln Trost gefunden hatte in der Verbindung zum Göttlichen. Er sagte:

Wir tragen einen Funken des Göttlichen in uns, ein vitales und unsterbliches Prinzip. Je heller dieser Funke der Göttlichkeit in uns leuchtet, desto mehr strahlt unser Leben Seine Sympathie, Sein Mitgefühl und Seine Liebe aus, desto mehr werden wir von unseren Mitmenschen geliebt … Seit uralten Zeiten hat der Mensch sich an zwei große Quellen der Heilung gewandt: An seinen Schöpfer und an die Pflanzen des Feldes, die sein Schöpfer zur Hilfe für jene wachsen ließ, die leiden. Aber eine Wahrheit ist fast in Vergessenheit geraten: Jene Blumen auf dem Felde, die zum Heilen gewachsen sind, bringen uns durch Trost, Linderung und Erleichterung unserer Sorgen und Befürchtungen der uns innewohnenden Göttlichkeit näher. Dieses Wachsen der Göttlichkeit in uns ist es, was uns heilt.[43]

Darüber hinaus betonen spirituelle Lehren: „Die Menschheit ist eine große Bruderschaft des Lebens; alle Natur ist Teil von euch – ihr seid Teil der Natur."[44] Das Porträt des Mystikers Edward Bach rückt einige zwingende Wirklichkeiten über den Menschen ins rechte Licht. In unserer Betrachtung gelangen wir zu der Erkenntnis: Wäre Bach heute am Leben, würde sein Mitgefühl zweifellos zu uns

---

42 Weeks, *Edward Bach: Entdecker der Blütentherapie*, S.146
43 *Freimaurer-Vortrag 1936*, in Bach, *Gesammelte Werke*, S. 40/41
44 White Eagle, *White Eagle on the Great Spirit*, p.75

hinaus reichen. Ob als Hausarzt oder Freund, als Bekannter oder
Unbekannter, würde er in unserer Not an unserer Seite sein und uns
Mut zusprechen. Er würde hinter uns stehen, wenn wir mit schwierigen Herausforderungen konfrontiert sind, und er würde uns heilen
mit seinen Einsichten, seiner Energie und seinen Blütenessenzen.

Dr. Bach weilt zwar nicht länger unter uns, doch seine Botschaften
sind durchaus noch lebendig. Die Erforschung unserer Emotionen
ist eine notwendige Voraussetzung für die Entdeckung unseres
Seelenfeuers – wenn wir es ehrlich meinen mit dem Beschreiten
unseren mystischen Pfades. Wie wir bereits im ersten Kapitel er-
kannten, ist diese Erforschung eine gewaltige Aufgabe. Die meisten
Menschen werden versuchen, um einen Umweg zu feilschen um
das, was tatsächlich eine Grundvoraussetzung für unsere Arbeit
ist; sie versuchen sich einzureden, dass die bewusste Konfrontation
mit den Drachen unserer Emotionen nicht nur unnötig sei, sondern
auch sehr unangenehme Erlebnisse verheißt.

Gleichwohl ist diese Konfrontation unumgänglich. In den folgenden Kapiteln werden wir genauer betrachten, auf welche Weisen
sich unsere persönlichen Drachen manifestieren und wie wir sie
verwandeln können – von Gegnern in solche Elemente, die uns
stärken.

KAPITEL 4

Hier leben Drachen

Bei den Kartographen im Mittelalter gab es eine übliche Praxis, die damals bekannte Welt aufzuzeichnen. Wenn der Kartenzeichner alles in Erfahrung gebracht hatte, was der Schatz geographischen Wissens barg, pflegte er den Satz *Here be Dragons* („Hier leben Drachen") über die leere Fläche zu setzen. Damit schuf er eine Grenze zwischen der Sicherheit des bekannten Territoriums und dem unheilvollen Abgrund des Unbekannten jenseits davon. Zeit unseres Lebens drängt das Göttliche uns durch dunkle Tunnel, und wenn wir gerade meinen, das Licht am Ende zu sehen, treten wir hervor und stehen vor einem jähen Abgrund … wo die Drachen lauern. Doch auf unserer Reise zur Entdeckung der Bestimmung unserer Seele ist es so etwas wie diese Konfrontation, was unsere Initiation für den mystischen Pfad signalisiert.

Für die Alten war das Bild des Drachen vertraut, das ist es auch heute noch. Das Wappentier von Wales ist ein roter Drache, und es bedarf keines langen Überlegens, und Schottlands allzeit berühmter Wasserdrache „Nessie" kommt einem in den Sinn. Einige Quellen zur walisischen Mythologie assoziieren Drachen mit den vier Elementen Feuer, Luft, Wasser und Erde. Für uns, die wir unseren Weg beschreiten, halten diese Elemente-Drachen der Emotion die Schlüssel zu unserem eigenen unerforschten Territorium. Es ist gerade diese Terra incognita, die wir zu erkunden haben, denn was das Feuer unserer Seele entfacht, erhellt auch den Weg zu unserem Seelen- oder mystischen Pfad, der uns im emotionalen Territorium unserer großen Ur-Tiefe erwartet. Unsere Forschungs- und Ausgrabungsarbeit wird uns helfen auf unserem Weg durch die Taufe

mit Feuer, Luft, Wasser und Erde – und beim Voranschreiten auf
unserem inneren Pfad.

DRAIG-TEINE[45]
Ich bin entflammt von Leidenschaft, Besessenheit und Schmerz.

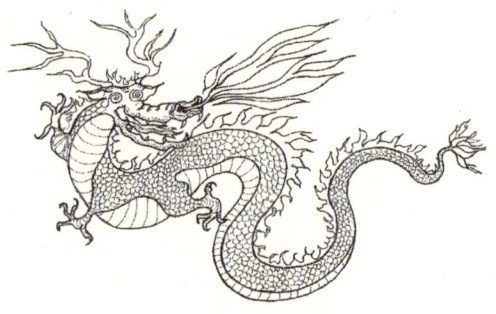

In Astrologie, Mythologie und Alchemie ist Feuer gleichbedeutend
mit Energie, Meisterung und vor allem Verwandlung. Die Emotionen
Leidenschaft, Obsession und Schmerz sind auf die eine oder anderer Weise Gefühle, die unsere Initiation durch das Element Feuer
ankündigen. Das Universum und alles in ihm – auch die Bereiche
von Wissenschaft und Geist – arbeitet innerhalb eines Rahmens
der Polarität. Als Wissenschaftler wie auch als Mystiker erkannte
Edward Bach die emotionalen Polaritäten in seinen Patienten und
besonders in sich selbst. Seine Arbeit an und mit den Heilmitteln
basiert auf der Erkenntnis, dass der negative oder Kontraktions-
Zustand der Emotionen Krankheit und Leiden fördert und der
Wechsel von der Kontraktion zur Expansion der einzige Weg zu
Heilsein und Wachstum ist. Um freilich unsere Beziehungen mit
„giftigen" Emotionen zu verändern – die Bach selbst aus seinem

---

45 Draig-Teine, Draig-Uisge, Draig-Talamh und Draig-Athar werden im walisischen Sagengut zuweilen als die Drachen von Feuer, Wasser, Erde und Luft
   dargestellt.

eigenen Leben zur Genüge *kannte* –, müssen wir bereit sein und
den Mut besitzen, uns den Drachen unserer Emotionen zu stellen.

Die meisten assoziieren mit der Emotion Leidenschaft positive
Bilder wie die angenehmen Gefühle, die man in der Glut der Liebe
oder in der Begeisterung für Kunst oder Musik erlebt. Vor Jahren,
als ich noch Studentin war, erklärte einer meiner Professoren für
vergleichende Religionswissenschaften: „Was auch immer Ihre
Leidenschaft ist – das, was für Sie am meisten bedeutet –, das ist
Ihre Religion." Einige Zeit vermochte ich seinen Gedankengang
nicht ganz nachzuvollziehen, bis ich erkannte, dass er über Emotion sprach.

Die Emotion Leidenschaft im positiven Sinne ist anregend, auf-
regend und kann einem den Atem rauben. Das Arbeiten für ein
universelles Ideal führt oft zu Leidenschaft aufgrund der für das
Anliegen empfundenen Passion, die, wenn sie ausgewogen ist, Führer
und Lehrer für das Gute der Menschheit hervorbringt. Doch wenn
sich das Feuer solcher Leidenschaft in den kontrahierten, negativen
Zustand umkehrt, wird es so intensiv, dass das Führen und Lehren
fanatisch, eigensinnig und unflexibel werden; sie verbrennen die
Kräfte des Einzelnen und versengen seine Umgebung. Bedauerlicherweise sehen wir Leidenschaft im Zustand der Kontraktion in
der heutigen Welt nur zu häufig; da ist der ursprüngliche Geist nicht
mehr greifbar, sondern verlorengegangen.

In unserer Leidenschaft kommt Beunruhigung auf. Sie kann sich
bis in einen Zustand von Besessenheit steigern, die uns glauben
machen kann, dass wir niemals genug haben werden, genug tun
werden oder genug sein werden. In unsere Wahrnehmung eines
„niemals genug" fangen wir an, nach mehr zu verlangen und zu
greifen. Dieses Verlangen, so bemerkt der buddhistische Psychologe
Jack Kornfield, wird von dem Bedürfnis getrieben, das chronische
Wollen in unserem Inneren zu füttern, welches er als unser „hungriges Gespenst" bezeichnete.[46] Könnten wir doch mehr haben und

46 Kornfield, *Geh den Weg des Herzens*

mehr tun, dann würden wir auch *mehr sein.* Es ist wie Ironie: In
unserer rasenden Obsession, unser Gespenst zu füttern, gelangen
wir zu dem Glauben, das Feuer unserer Intensität entspreche unserem Vorankommen auf unserem Seelenpfad. Dabei begreifen wir
nicht, dass das Feuer der kontrahierten Form emotionaler Obsession
so heiß brennt, dass es jegliche Vorwärtsbewegung auf unserem
Pfad vereitelt. Es ist nicht zu verwechseln mit dem Feuer positiver
Emotionen, das die Bestimmung unserer Seele entfacht. Vielmehr
umwabert uns der Qualm des Feuerdrachen unserer Obsession, und
wir sind außerstande, unseren vorgesehenen Pfad wahrzunehmen.
Während wir nicht zu sehen oder zu erkennen vermögen, dass wir
unser „hungriges Gespenst" niemals sättigen werden, läuft unser
unersättliches Wollen aus dem Ruder und flüstert uns zu, es werde
„niemals genug" sein. Und auch wir werden niemals genug haben
… solange wir nicht unseren Blickwinkel ändern.

Wenn wir die Hände zu nah ans Feuer halten, empfinden wir
Schmerz. Eine Frau in den Wehen und im Begriff, ein Kind auf
die Welt zu bringen, empfindet Schmerz mit der zunehmenden
Intensität jeder Kontraktion. Kontraktion bringt Schmerz, sei er
körperlich oder emotional. Im Emotionalen kann es einige Zeit
dauern, bis wir die schmerzhafte Folge dieses Feuer erleben; wenn
wir sie erst wahrnehmen, kommt es immer mit den Fesseln des
Karma-Gesetzes und des Gesetzes der Entsprechung. Die gute
Nachricht ist, dass wir bei der forschenden Ausgrabung unserer
emotionalen Tiefe die Gelegenheit haben, den positiven Aspekt
des Feuerdrachen zu engagieren, der sich als konstruktive Energie
und Beherrschung manifestieren kann. Feuer nämlich verwandelt,
reinigt, läutert und transformiert. … und im spirituellen Gesetz ist
Liebe die Lektion des Elements *Feuer.*[47]

---

47 White Eagle, *Die vier großen Einweihungen,* S.59)

DRAIG-ATHAR
Ich hänge in der Luft – ruhelos, verwirrt und losgelöst.

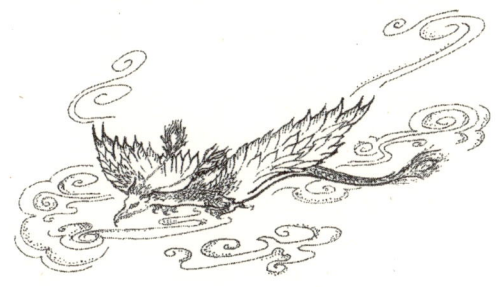

Das Element Luft ist ein metaphysisches Symbol für Inspiration, Einsicht und (in seinem höchsten Ausdruck) Erleuchtung. Alle diese Assoziationen sind Aspekte des mystischen Pfades. Für manche von uns ist der vollkommenste und ausgeglichenste Ausdruck dieser Merkmale jedoch unerreichbar – wenn wir nämlich steckenbleiben in Losgelöstsein, Verwirrung und Ruhelosigkeit. In solchen Zuständen des *Nichtgewahrseins* weichen wir vom Plan der Seele für unsere Reise ab.

Wir erinnern uns: Die Initiationen, die wir auf unserem Seelenpfad erleben, sollen nicht einfach sein; das kosmische Gesetz fordert uns heraus, indem es uns aus unseren Zonen des Wohlbehagens vertreibt. Solche „Chancen" bieten sich nicht nur einmalig, sondern bei zahlreichen Gelegenheiten; sie stoßen uns in einen unbekannten Raum, der aus einer Vielfalt von Manifestationen auftaucht. In Augenblicken wie diesen, wenn Unruhe entsteht und wir den Boden unter den Füßen verlieren, nimmt der Drache des Luftelements Platz im Inneren unseres emotionalen Selbst, und das Leben kann unheimlich werden. Was wir erleben, vermittelt uns das Gefühl, in schwindelerregenden Höhen zu fliegen, ohne den nötigen Sauerstoff, um unser Ziel im Blick zu behalten. Entsetzt und überzeugt, gerade unseren Weg aus den Augen zu verlieren,

geraten wie hier in Panik. Reflexartig verlangen wir nach Sicherheit
im Denken, und in unserer Furcht und Ruhelosigkeit verlassen wir
uns auf das rationale Gehirn; es möge die Kontrolle übernehmen
und die Dinge in den Griff bekommen. Dies jedoch ist Illusion.

Wirklichkeit ist dies: Könnten wir unser Leugnen in Bezug auf
den wahren Zustand unserer Emotionen eingestehen, so könnten
wir auch zugeben, dass wir tatsächlich nicht wissen, wer wir sind
oder wohin wir eigentlich unterwegs sind. Da uns dies jedoch nicht
möglich ist, solange uns der Luftdrache in seinen Fängen hält,
maskieren wir unsere Orientierungslosigkeit durch den Anschein
von Unverbindlichkeit und Gleichgültigkeit gegenüber dem Rest
der Welt. Das Problem ist allerdings, dass wir diese Position nicht
endlos halten können, weil unsere Seele die Illusion schließlich
durch Chaos in der einen oder anderen Form zerschmettern wird.

Emotionaler Verrat, der zum Verlust unseres Vertrauens zu uns
selbst und zu anderen führt, ist häufig die treibende Kraft hinter
dem Chaos im Persönlichen. Paradoxerweise besitzen Menschen,
die sich betrogen fühlen und dann den Glauben an sich selbst und
an andere verlieren, aus spiritueller Sicht häufig eine tiefe Weisheit
als Ernte vieler Lebenszeiten der Erfahrung und des Lernens. Während sie vielleicht etwas spüren, das sie drängt, tief aus dem Inneren
zu sprechen, mag es ein vages Empfinden von irgendeinem nicht
identifizierten Trauma gaben, das sie davon abhält, jenem intuitiven
Gespür oder der *Stimme ihrer Seele* nachzugehen – ganz zu schweigen
davon, ihm Ausdruck zu geben. Da sie jenes unbestimmte Gefühl
nicht deutlich ausmachen oder zuordnen können, gehen sie darüber
hinweg, und der innere Konflikt besteht weiter. Das rationale Denken
fordert beharrlich, dass sie „einen Deckel darauf halten" und ver-
weist die geringste Spur oder Stimme der Intuition an den Verstand,
dass dieser sie aussortiere. Menschen, die in dieser Sackgasse des
mystischen Pfades stecken und ihrer intuitiven Stimme weder Vertrauen entgegenbringen noch Ausdruck verleihen können, erleben
eine Intensivierung ihres inneren Kampfes, und die in ihrer Seele

liegende Weisheit bleibt unerkannt und unausgesprochen. Am Rande ihres inneren Chaos suchen sie ihre Zuflucht, indem sie sich von der äußeren Umgebung distanzieren und sich selbst in die ätherischen Höhen des Denkens entziehen. Von hier aus gibt es grundsätzlich zwei Möglichkeiten. Geht man den einen Weg, rationalisiert man alles, einschließlich der eigenen Emotionen; man spricht über sie, als wären sie etwas, das man auf Abstand halten oder unter einem Mikroskop betrachten könne. Wählt man den anderen Weg, gibt man sich den Anschein, „in der Welt, aber nicht von der Welt zu sein".

Aus einer energetischen Perspektive sehen wir die Gefahr, dass der Mensch – in beiden Szenarien – seine Erdung, seinen Bodenkontakt verliert. In diesem Zustand öffnet sich eine Tür und lädt eine gänzlich neue Art des In-der-Welt-Seins ein, die allerdings nicht auf der Tagesordnung der Seele steht. Man zieht sich entweder ganz in die empfundene Sicherheit der Introversion zurück oder man entwickelt einen verdrehten Sinn von eigener Wichtigkeit und Großartigkeit.

Aufgrund ihrer Phantasien von außerordentlichen „spirituellen Begabungen" wähnen sich Menschen mit Illusionen von Großartigkeit in Positionen der Macht über „weniger entwickelte" Individuen. Doch die Reise auf dem Pfad ist, wie die Buddhisten sagen, einfach: „Holz hacken, Wasser tragen." Jene, die in einem Reich von Phantasien über sich selbst und ihre „Gaben" leben, finden keinen Anschluss an die Wirklichkeit des Weges. Für die anderen hingegen, die – wie Edward Bach – tatsächlich den mystischen Pfad beschreiten, steht auf dem geistigen Plan wirklich „Holz hacken, Wasser tragen".

Leider werden wir in dieser Zeit, angesichts des nahenden Wassermann-Zeitalters, mit selbsternannten Gurus, Medien, Hellsehern, Schamanen und Mystikern derartig überschwemmt, dass es schwierig ist, die Spreu vom Weizen zu trennen. Spirituelle Lehren sagen uns jedoch: „Die wichtige Arbeit wird in der Stille getan." Bach wusste dies auch. Er widmete sich seinem Werk und den Blütenessenzen, ohne sich irgendeinen Anschein zu geben und arbeitete unerschütterlich und in einer Weise, die nicht nach Beifall und Bekanntheit heischte. Er selbst bezeichnete sein Heilweise als „einfach und rein".[48] In unserem Vorhaben herauszufinden, was das Feuer unserer Seele entfacht, wird das Vorankommen auf dem Pfad also bemessen durch den Grad der erlangten Selbsterkenntnis sowie der Fähigkeit, in die innere Weisheit der Stimme unserer Seele einzutreten und ihr zu vertrauen. Wenn dies geschieht, bringt es Augenblicke tiefer Einsicht, Inspiration und schließlich weise Erleuchtung – dass es uns bestimmt ist, längs unseres Weges selbstlos mit anderen zu teilen. Dies ist die Absicht der Seele für jeden von uns, denn die Lektion des Elements *Luft* ist *Geschwisterlichkeit*.

DRAIG-UISGE
Ich bin am Ertrinken in den Wassern von Angst, Wut und Trauer.

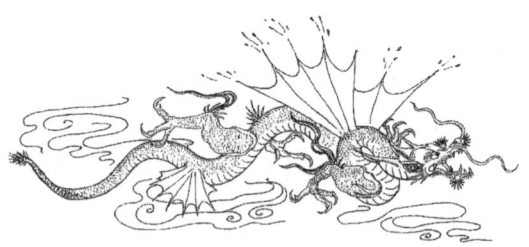

Das Element Wasser, unentbehrlich für alle Formen des Lebens, „schafft, ernährt und zerstört die physische Form ... [Es] hat mit der Seele der Dinge zu tun, das heißt mit den ... psychischen Aspekten unseres Wesens, mit dem Teil von uns, der die Eindrücke von der Welt um uns fühlt, reflektiert und aufnimmt."[49]

Das Element Wasser ist das klassische Symbol für Emotionen, die am tiefsten Grunde unseres Wesens wohnen. Wie ein stehendes Gewässer können die Emotionen ruhig sein. Doch der Wasserdra-

---

48 Bach, *Originalschriften*, S. 207
49 White Eagle: *Das große Astrologie-Buch,* S. 68

che unserer Emotionen kann aus den Tiefen unseres Wesens auch plötzlich emporsteigen und sich in Emotionen manifestieren, die überschäumen und uns außer Kontrolle geraten lassen.

Als ein Mystiker, der die Gabe besaß, unausgesprochene emotionale Zustände anderer Menschen intuitiv zu erfassen, fühlte Edward Bach die emotionalen Drachen von Angst, Wut und Trauer in seinem Umfeld. So ist es wohl kein Zufall, dass seine ersten Blüten-Heilmittel gerade solche „kontrahierten" Gefühlszustände ansprechen.

Wenn wir Angst in ihrer positiven Manifestation erleben, wirkt sie wie ein notwendiges Sicherheitsnetz, das uns vor Gefahr warnt und ermahnt innezuhalten, um unsere Situation, unser Verhalten oder unser geplantes Handeln zu überdenken. Irrationale und maßlose Angst hingegen katapultiert uns aus der emotionalen Balance und treibt uns in wässerige Tiefen, was in destruktivem Verhalten und unklugen Entscheidungen resultiert. Die Angst vor Verlust, eine unserer tiefsten Ängste, kann uns in Depression, Handlungsunfähigkeit und Ohnmacht treiben.

Es gibt keine authentische spirituelle Philosophie, die uns verspricht, der mystische Pfad zum Ziel unserer Seele werde leicht sein. Das Gegenteil ist wahr, doch es ist eine unverzichtbare Voraussetzung für unser weiteres Fortschreiten, dass wir uns unseren Ängsten stellen. Es führt einfach kein Weg daran vorbei. Entweder Sie stellen sich Ihrer Angst oder Sie tun es nicht.

Die spirituellen Lehren sagen uns überdies: Wenn wir über die Dinge nachdenken, vor denen wir uns am meisten fürchten, werden wir sie in der einen oder andern Form zu uns heranziehen – gerade so, dass wir Gelegenheit erhalten, jene Ängste zu verwandeln und hinter uns zu lassen. Die einzige Möglichkeit, die Angst hinter uns zu bringen und zurückzulassen, besteht darin, durch sie hindurchzugehen. Wenn wir uns außerstande oder unfähig fühlen, solche Gelegenheiten in diesem Leben zu meistern, so braucht uns dies nicht zu beunruhigen. Das Universum kann uns endlos Gelegenheiten bieten – in künftigen Lebenszeiten. So wirkt das *Gesetz von Karma und Wiedergeburt*.

Schwierig, wie sie nun einmal ist, besitzt eine Emotion die größte Macht über uns, nämlich die psychologische Angst. Zum Pfad des Mystikers gehört das Dienen, und dieser Pfad führt uns ins Wassermann-Zeitalter der universellen Einheit. Jeder von uns hat das Potenzial zum Mystiker. Angst ist *die* eine kontrahierte Emotion, die unsere Träume davon, unsere Bestimmung zu erfüllen, in kürzester Zeit vereiteln kann. Ein vertrauter Begleiter der Angst ist der Drache des Ärgers, denn gewöhnlich ist es Angst, was den Ärger nährt. Der Ärger kann viele Facetten zeigen, darunter auch Wut. Während die Angst auch nützlich sein kann, wenn sie uns beispielsweise vor Gefahren warnt, lässt sich wütendem oder gar rachsüchtigem Zorn oder dem Verhalten, zu dem er führt, keine nützliche Wirkung zugute halten. Aggressive Wut ist dieser Tage nur allzu verbreitet, und dieser Zustand ist aus einem mikrokosmischen Rahmen in eine makrokosmische Dimension explodiert und zeitigt entsetzlichen globalen Widerhall.

Doch Ärger ist nicht in jedem Falle „aggressiv". Die schwelende Emotion unterdrückter Wut ist nicht minder destruktiv. Dieser emotionale Zustand kann ähnlich glühenden Kohlen eines Feuers über Jahre hinweg unter Kontrolle sein und dabei bereit, in jedem Augenblick von Neuem zu entflammen. Bach beschrieb diesen Typ des Ärgers als einen, der zu Groll, zu Selbstmitleid und Bitterkeit führt. Als sekundäre Emotionen bieten diese den Nährboden für das ewige Opfer, das in seinem bzw. ihrem Zustand unverwirklichten Anspruchs lediglich ein weiterer gescheiterter Mystiker ist.

Der emotionale Drache namens Ärger – ob er nun wütet oder unterdrückt wird –, verletzt andere körperlich und psychisch. Darüber hinaus wendet er sich am Ende gegen einen selbst und schädigt, ja zerstört die Zellstruktur. Der Körper kann diese Art von Druck nicht endlos ertragen, und wenn der Drache nicht durch Entschlossenheit und Balance bezwungen wird, muss der Körper zusammenbrechen.

Von einem Augenblick zum nächsten kann uns eine Krankheit
oder ein Zustand akuten Stresses in die Knie zwingen. Dann haben
wir entweder die Gelegenheit, eine Lösung zu finden und unsere
Gesundheit wiederaufzubauen – oder wir haben sie nicht. In let-
zerem Falle wird es, um ein schon früher verwendetes Bild wieder
aufzugreifen, immer auch noch einen späteren Zug geben, der den
Bahnhof in der nächsten Inkarnation verlässt.

Es gibt noch einen anderen Wasserdrachen, der uns ertränken
kann, und das ist der Drache der Traurigkeit. Trauer empfinden wir
über den Verlust von etwas, das uns teuer ist, das uns Geborgenheit
vermittelt hat oder ein Teil von uns war. Trauer ist ein natürlicher
Teil des Lebens, jedoch keine Emotion, die wir nach dem Plan der
Seele auf unserem Pfad ständig erleben sollen. Das Erlebnis der
Trauer will uns den Prozess lehren, jemanden oder etwas wertzu-
schätzen und dann loszulassen. Indem wir diesen Prozess annehmen, ernstnehmen und durchschreiten, schaffen wir Raum für die
Energie neuer Erlebnisse und Gelegenheiten. In dieser konstanten
Bewegung erleben wir Wachstum – genau das, was unsere Seele
für uns vorgesehen hat.

In ihren zahlreichen Schriften und Workshops sagt Caroline Myss
über Menschen, die mit ihrer Trauer gewissermaßen verheiratet
scheinen, häufig, sie „verweilten in ihrem Verletztsein". Ich habe
auch gehört, wie sie in Bezug auf frühere Klienten bemerkte, dass
diese in ihrem Verletztsein verweilen könnten, so lange sie dies
wünschten; sie jedenfalls bliebe dort nicht länger mit ihnen. Laut
Myss ist das Festhängen in oder Festhalten an unserer Trauer ein
garantierter Weg, um im Leben stecken zu bleiben, das heißt auf
unserem mystischen Pfad stehen zu bleiben. Dies bedeutet nicht,
dass wir unsere Trauer nicht als einen notwendigen Prozess des
menschlichen Erlebens wertschätzen sollten, aber um beim Entdecken unseres Seelenzieles voranzukommen, müssen wir bereit
sein, die Trauer hinter uns zu lassen und weiterzugehen. Nichts ist
unendlich im menschlichen Erleben, und auch die Trauer sollte es

nicht sein. Trauer kündet von Veränderung, und mit der Veränderung kommt Gelegenheit. Die Frage lautet: Wie werden wir auf unsere Gelegenheit ansprechen?

Wenn wir in unserer Angst, unserem Ärger, unserer Wut oder unserer Trauer steckenbleiben, werden wir nicht die elementare Lektion des Elements *Wasser* lernen, sie ist *Frieden*.

DRAIG-TALAMH
Ich bin gebunden an die Erde durch Widerstand,
Unentschlossenheit und weltliche Ängste.

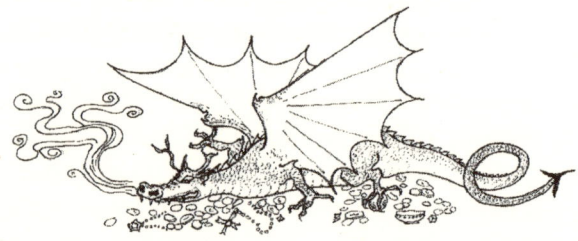

Nicht nur in der Elektrotechnik, sondern auch in spirituellen Lehren, esoterischen Schriften und in der Psychologie stößt man häufig auf den Begriff „Geerdet-Sein" (oder Ungeerdet-Sein, je nachdem, was gerade zutrifft). In diesen Zusammenhängen ist „geerdet" oder „nicht geerdet" eine Aussage über den energetischen oder emotionalen Zustand eines Menschen, oft sogar auf beide zugleich. Dem liegt die Vorstellung zugrunde, dass ein „geerdetes" Individuum emotional und energetisch wohl ausgeglichen ist und seine oder ihre Umgebung mit klaren Sinnen wahrzunehmen vermag. Doch wie bei allen Dingen, kann es auch ein Zuviel des Guten geben, und das Element Erde ist hier keine Ausnahme; wir können im Untergrund auch zu sehr verwurzelt sein. Der Ausdruck „erdgebunden" dient nicht der Beschreibung einer positiven Situation. In älteren Quellen bezieht er sich auf die Seele oder den Geist einer lieben, aber verschiedenen

Tante Johanna oder eines Onkels Ludwig, der nicht in der Lage ist, in die Herrlichkeit des Äthers aufzusteigen.

Im Laufe unseres mystischen Pfades verändert sich unsere Umgebung ständig, und es gibt Phasen, in denen wir eine sehr feste Verwurzelung im Element Erde erlangen. Ob wir uns dessen gewahr sind oder nicht – und häufig übersehen wir es einfach –, befinden wir uns in einer Sackgasse. Hier hat uns der Drache der Erde gefangen, er manifestiert sich als exzessiver Widerstand, Unentschlossenheit und/oder unsere alte Nemesis, die Angst.

Wenn wir behutsam über die Emotion Angst nachdenken, erkennen wir bald, dass sie als eine Basis-Emotion die „Knöpfe drückt" und damit viele sekundäre, kontrahierte Emotionen auslöst, die zur emotionalen Ausstattung des Menschen gehören. Rufen wir uns die spannungsgeladenen, kontrahierten Gefühlszustände der Feuer-, Luft- und Wasser-Drachen in den Sinn, können wir leicht sehen, dass die Angst eine primäre Emotion ist. Das kontrahierte Erleben des Elements Erde ist keine Ausnahme, allerdings tritt es in unterschiedlichen Ausdrucksformen in Erscheinung.

Emotionaler Widerstand ist eine sehr starke Kraft aus einem Zustand emotionaler Kontraktion, die uns davon abhält, wertvollen Rat und Impulse aus unserer Umgebung zu „hören". Was jedoch noch viel wichtiger für unserer spirituelle Reise ist: Der Widerstand hält uns davon ab, kritische *Botschaften von unserer Seele* zu vernehmen. Ein Axiom des spirituellen Gesetzes bestimmt: Je mehr Widerstand wir leisten, desto schwerer wird die Lektion. Zudem ist das, dem wir uns am meisten widersetzen, in Wirklichkeit das, was wir anzunehmen haben. Aber hören wir denn darauf? *Natürlich nicht.*

Esoterische Astrologen richten ihr Augenmerk oft auf den Einfluss und die Aspekte des Planeten Pluto in einem Horoskop, um jene Bereiche im Leben oder Verhalten eines Individuums zu bestimmen, die sich als störend für das Seelenwachstum erweisen könnten. In der Astrologie wird dem Pluto das Attribut „der Zerstörer" zugeordnet, und seine Wirkung lässt oft an die eines gewaltigen, schweren Blo-

ckierers denken. Durch einen sogenannten „Pluto-Transit" erhalten
wir hilfreiche Hinweise und Gelegenheiten vom Universum, um
Veränderungen in unserem Leben durchzuführen, die notwendig
sind, wenn wir auf unserem Pfad vorankommen wollen. Zu unserem
eigenen Pech pflegen wir sie zu ignorieren und weiterzugehen in dem
Glauben, wir wüssten besser als irgendjemand oder alle anderen,
wie wir unsere Reise anzustellen haben. Wenn wir solche Gelegenheiten versäumen, ist das Resultat ein „Pluto-Transit", der keine
„Gefangenen macht"; wir werden zu Veränderungen gezwungen.
So eigenartig es anmuten mag, scheint darüber hinaus ein direkter
Zusammenhang zu bestehen zwischen der Stärke unseres Widerstandes gegen Veränderungen und der Intensität unseres jeweiligen
Erlebens. Manchmal bekommen wir unsere Lektion einfach nicht
in den Kopf – bis wir mit ihm anstoßen.

Unentschlossenheit ist ein Weggefährte des Widerstandes. Während wir Widerstand leisten, fügt sich unser Leben nicht so, wie
wir es uns vorstellen – weil wir bekanntlich nicht zuhören oder
achtgeben. Wir werden erfüllt von Selbstzweifeln und gelangen
schließlich in einen Zustand chronischer Unentschlossenheit. Es
gibt keine einzige Entscheidung mehr, die wir mit einem festem
Vorsatz stützen könnten, und da wir uns zunehmend selbst in Frage
stellen und an uns zweifeln, kommend wir an einen Punkt, an dem
gar keine Entscheidung *die* Entscheidung ist.

Im Unterschied zu einigen unserer anderen Emotionen, die auch
positive Aspekte besitzen, welche als Ausgleich für Zustände der
Kontraktion dienen können, haben weder Widerstand noch Unentschlossenheit irgendeinen positiven Wert. Wenn wir in einem
Punkt oder in einer Situation steckengeblieben sind, an dem wir
durch diese beiden emotionalen Kontraktionskräfte festgehalten
werden, gibt es keinen Weg, der uns möglicherweise auf unserem
mystischen Pfad voranbringen könnte – ganz zu schweigen davon,
dass wir uns der Entdeckung dessen nähern, was das Feuer unserer
Seele entfachen wird.

Als ob Widerstand und Unentschlossenheit nicht genug wären, ist der Schurke, der häufig hinter diesen beiden Zuständen lauert, die Angst vor weltlichen Dingen. Damit sind Dinge gemeint, die Edward Bach als die Angst des täglichen Lebens beschrieb.[50] Wenn wir uns vor der Dunkelheit fürchten, vor Krankheit, vor Schmerz oder anderen Menschen, vor der Welt überhaupt … ist es da ein Wunder, dass wir, gefangen in den Klauen des Erde-Drachen unserer weltlichen Ängste, widerstrebend werden und unentschlossen? Der Umstand, dass wir erfüllt sind von irrationaler Angst vor der Welt um uns, dabei widerstrebend und unentschlossen, hindert uns doch daran, in der Welt zu sein. In dieser Verfassung sind wir außerstande, auf jemanden oder etwas zuzugehen, uns auf andere einzulassen, uns mit unserem Seelenziel zu verbinden. Kurzum, wir sind unfähig, irgendwie zu dienen. Das Paradoxe ist nur: Die Lektion des Elements *Erde* ist – *Dienen*.

Im Laufe unserer Reise auf unserem mystischen Pfad, auf der Suche nach dem, was das Feuer unserer Seele entfacht und ihre Bestimmung ist, begegnen wir den Drachen der Elemente Feuer, Luft, Wasser und Erde; an dieser Tatsache ist nicht zu rütteln. Doch wir brauchen uns nur zu erinnern, dass unsere Seele uns auf dem Weg zuflüstert und ermahnt, achtzugeben, aufmerksam zu sein, nachzudenken und uns als Drachentöter zu bewähren.

---

50 Bach, *Gesammelte Werke*, S. 35

KAPITEL 5

Im Namen von Dienst und Mitmenschlichkeit:Die Zwölf Heiler

Als Mystiker und Studierender der Esoterik glaubte Bach fest, dass jeder von uns göttlich ist. Aufgrund unserer Göttlichkeit hat jeder von uns in diesem Leben eine Aufgabe zu erfüllen, eine Aufgabe im Namen von Dienst und Mitmenschlichkeit. Dies ist unser Seelenpfad, unser mystischer Pfad. Ob wir unser Ziel in diesem Leben erreichen oder nicht, ist ungewiss. Gewiss aber ist, dass wir nach dem kosmischen Gesetz reichlich Gelegenheit erhalten zu entdecken, was das Feuer unserer Seele entfacht – sei es in dieser Inkarnation oder in einer zukünftigen.

In früheren Kapiteln sprachen wir über Fehler, zu denen manche Menschen neigen in ihrem Verlangen, spirituell zu sein. Manche von uns ignorieren, dass unsere Erforschungen und Ausgrabungen im emotionalen Terrain unumgänglich sind, während wir den mystischen oder Seelenpfad beschreiten, und konzentrieren sich lieber auf das „heilige Sammeln", dabei ängstlich besorgt, die Abfahrt des spirituellen Zuges nicht zu verpassen. Wenn wir aufgrund unserer Obsessionen und Befürchtungen falsche Entscheidungen und Wahlen treffen, werden wir in Bezug auf die Glaubensinhalte, Rituale und Überzeugungen unserer Auswahl leicht unnachgiebig und dogmatisch – und dies im Namen der Spiritualität. Noch dazu gelingt es uns leider nur zu häufig, uns das nicht wünschenswerte Deckmäntelchen frommer Selbstgerechtigkeit umzulegen. Damit wächst die Gefahr, dass unsere Attitüde zu unberechtigter Grausamkeit und Wut sowie zum Urteilen gegen andere führt, die weit davon entfernt sind, die Auswirkungen solcher irregeleiteten Emotionen zu verdienen.

Tatsächlich aber geht es der Spiritualität nicht um Frömmigkeit oder Selbstgerechtigkeit; sie handelt von *Dienen und Geschwisterlichkeit*. Wenn wir an den Mustern unserer Gefühle arbeiten und jene, die wir im Zustand der Kontraktion antreffen, ausgleichen und im Sinne einer Expansion korrigieren, können wir das Feuer unserer Seele in uns entdecken. Unsere Göttlichkeit manifestiert sich in der Einfachheit des Verlangens, ohne Erwartung zu dienen. Göttlichkeit liegt in dem Verständnis dessen, was „Geschwisterlichkeit" wirklich bedeutet. In dieser Hinsicht äußerte sich Edward Bach in seinen Schriften unmissverständlich und klar:

Der einzige Zugang ist der unpersönlich geleistete Dienst, nicht um geistig weiterzukommen, sondern allein aus dem inneren Wunsch zu dienen. Das ist der Schlüssel zu den Hindernissen, die du jetzt erforschen wirst.[51]

Bach war fasziniert von Zahlen und ihren Mustern, was uns nicht überrascht, da zu den Wurzeln der Freimaurerei auch die Mathematik gehört. Bach erklärte, der Schlüssel zur Transformation unserer „emotionalen Hindernisse" – damit wir Zugang zu unserem spirituellen Selbst erlangen – liege im spirituellen Herzen von zwölf bestimmten Seelentypen oder Seelen-Persönlichkeiten. Diesen zwölf Seelentypen ordnete er die ersten zwölf seiner Heilmittel zu, welche er als die „Zwölf großen Heilmittel" bezeichnete, die er später in „die zwölf Heiler" umbenannte.[52]

Während das Universum eine unendliche Zahl von Seelentypen enthalten dürfte, entschied Bach, ein so immens weites Feld nicht in Angriff zu nehmen, sondern sein Werk einfach und im Rahmen der gewählten zwölf Typen zu halten. Er erklärte auch, dass diese zwölf Seelentypen individuelle Kollektive oder Gruppen bildeten und jeder von uns zu einer dieser „Seelengruppen" gehöre. Seine Botschaft in alledem war, dass unsere spirituelle Verantwortung,

---

51 Bach, *Gesammelte Werke*, S. 44
52 Barnard, 2002, pp.140-141. Von hier an werden die Zwölf Großen Heilmittel als die Zwölf Heiler bezeichnet.

zusammen mit der unserer Gefährten in der Gruppe, der Transformation gelte.

Indem wir an der Förderung unseres jeweiligen Seelenkollektivs
arbeiten, erlangen wir die Gelegenheit, ihre „Tugend" zu verwirklichen. Durch unser Engagement im Prozess unserer Seelenlektion
werden wir unserer jeweiligen Verantwortung gerecht: Wir vermitteln der übrigen Menschheit die erarbeitete Tugend.[53] Dies ist
für jeden von uns sein oder ihr *Dienst an der ganzen Menschheit,
nämlich Geschwisterlichkeit im weitesten Sinne.* Bei unserer See-
lenarbeit sind die Zwölf Heiler unsere Mittel der Verbindung und
Veränderung. Sie helfen uns, unser Bewusstsein von Egoismus zu
Selbstlosigkeit zu führen. Darüber hinaus können wir bei unserer
inneren Arbeit daran denken, dass Bach die Hindernisse für unsere
Seele als kontrahierte (negative) Seelenzustände erkannte, ihnen
die entsprechenden Tugenden hingegen als expandierte (positive) Seelenzustände gegenüberstellte. Dieses Musterbeispiel ist in
vollkommener Harmonie mit dem Universum, sowohl aus wissen-
schaftlicher Sicht als auch aus geistiger Perspektive. Überall in der
Natur arbeitet die Wissenschaft mit Polaritäten und Parallelen, dies
gilt auch für die spirituelle Ebene:

*Wir möchten eure Aufmerksamkeit auf die Wichtigkeit der Ba-
lance lenken: Diese beiden Aspekte, Licht und Dunkel, positiv
und negativ, arbeiten zusammen, um Balance und Gleichgewicht
herbeizuführen; dies ist eines der fundamentalen Gesetze des
Lebens. Das Höchste ist absolute Balance im Mikrokosmos und
im Makrokosmos.*[54]

Während wir unseren mystischen Pfad beschreiten, lässt unsere
Wahrnehmung uns entdecken, dass uns Emotionen im Zustand der
Kontraktion zu Egozentrik und Illusion führen können. In dieser
Verfassung ist es uns jedoch unmöglich, unseren Dienst zu leisten,
ganz zu schweigen davon, diese Verantwortung im Geiste globaler

---

53 Bach, *Gesammelte Werke*, S. 143-146
54 White Eagle, *White Eagle on the Great Spirit,* p.46

Geschwisterlichkeit anzunehmen. Vor dem Hintergrund dieser Tatsachen glaubte Bach, dass wir die Gelegenheit zur Transformation erhalten, wenn wir unsere Seelenlektion – mit Hilfe der Seelentypen seiner Zwölf Heiler – identifizieren können. Durch jene Transformation entdecken wir, was das Feuer unserer Seele entfacht. Haben wir dies erst entdeckt, können wir auf unserem mystischen Pfad des Dienens und der Geschwisterlichkeit besser voranschreiten.

Bach hatte zu diesem Thema sehr viel zu sagen, doch es ist wichtig, dass wir die Tatsache im Sinn behalten und respektieren, dass er sich selbst auf einem Pfad des ständigen Seelenwachstums und des sich weitenden Gewahrseins befand. Als echter Mystiker und Heiler konnte Edward Bach zwar sein Denken und seine Intuition im Herzen verbinden; dies bedeutet jedoch nicht, dass sein Pfad klar oder einfach war. Da sich sein Verständnis und seine intuitiven Fähigkeiten vertieften, nahm er bei einigen Details und Eindrücken Veränderungen seiner Beschreibungen und Formulierungen der Heilmittel als einem System der Heilung vor.

In seiner philosophischen Sprache finden sich nur geringe Abweichungen – abhängig vom Publikum, das er gerade ansprach, und von seiner eigenen Wahrnehmung. Der Kern und Geist seiner Botschaft ist jedoch konstant. Seine Botschaft lautet: Die Zwölf Heiler sind von Natur aus Seelen-Medizin und in der Lage, Licht in die verborgenen Ecken und Winkel der Seele eines Menschen zu bringen. Sie bilden eine Brücke des Lichtes zwischen der Seele und unserem bewussten Gewahrsein und fördern die Weisheit, die in der Intuition unseres Herzens sicher geborgen ist, in den Bereich unserer Wirklichkeit empor. In *Einige fundamentale Überlegungen zu Krankheit und Heilung* schreibt Bach in Bezug auf die höchste Klasse von Pflanzen und ihre heilenden Qualitäten: Sie haben „die Kraft, unsere Schwingungen anzuheben und damit geistige Kraft herabzuziehen, die Gemüt und Körper reinigt und heilt".[55] Bach erkannte aber auch, dass an dem Thema Krankheit

55 Bach, *Gesammelte Werke*, S. 229

und Leiden mehr beteiligt war als ein Individuum, das seine Seelenlektion zu identifizieren vermochte. Er erkannte, dass wir auch
auf der weltlichen Ebene „Stimmungszustände" und chronische
Persönlichkeits-Charakteristika zeigen. Unsere Stimmungszustände und Persönlichkeitsmerkmale können die Entdeckung unseres
Seelentyps verhindern. Darüber hinaus beeinflussen sie unseren
Gesundheitszustand unmittelbar. Die erfolgreiche Behandlung von
Krankheit hängt also davon ab, dass wir die Stimmungszustände
und/oder Persönlichkeitsmerkmale identifizieren. Bach glaubte, dass
„kontrahierte" Stimmungen und Persönlichkeits-Charakteristika so
tief eingegraben sein können, dass es unmöglich ist, den Seelentyp
und die Seelenlektion auch nur einigermaßen genau festzustellen,
solange jene Gegebenheiten nicht angesprochen und in einen Zustand der Balance gebracht worden sind.[56]

Bach schrieb über seine Erkenntnis erstmalig in *Die zwölf Heiler
und vier Helfer.* In jener Broschüre beschreibt er zudem die vier
zusätzlichen Heilmittel, die er als Hilfsmittel oder unterstützende
Helfer vorstellte.[57] Diese Gruppe der Helfer erweiterte er auf sieben
Mittel, welche die ersten neunzehn der schließlich neununddreißig
Bach-Heilmittel vervollständigen. In allen Entwicklungsstadien
seines Werkes erklärte Bach jedoch gleichbleibend, dass unsere
Grundlage in unserem Seelentyp und in der Lektion verankert ist,
die wir lernen und dann vermitteln sollen.

Für Bachs Denkweise gab es immer etwas Neues zu lernen oder
etwas, das sich erweitern oder vertiefen ließ. So finden wir zum
Beispiel eine Veränderung in der Sprache, die er in *Befreie dich
selbst* gebrauchte. Wir lesen, *„dass es kein Versagen gibt, wenn
du dein Äußerstes gibst, wie auch immer das Resultat aussehen
mag".*[58] Andererseits hatte er die Begriffe „versagen" und „spirituelles Versagen" in seinen beiden frühen Beschreibungen der ersten

56 Stimmungszustände und Persönlichkeitstypen werden in den folgenden Kapi-
     teln angesprochen.
57 Bach, *Gesammelte Werke,* S. 110f.
58 Bach, *Gesammelte Werke*, S. 159

zwölf Heilmittel und in seinen späteren Schriften verwendet. Außer diesen Beschreibungen scheint er in seinen Schriften auch die Bezeichnungen „zu entwickelnde Qualitäten", „Schwächen" und „Seelenlektionen" abwechselnd gebraucht zu haben. In dem, was Julian Barnard als „die Architektur der zwölf Heiler"[59] bezeichnet hat, legte Bach das Muster sowohl der spirituellen Fehler (Blockaden, Schwächen), als auch die ihnen zugeordneten Tugenden (Seelenlektionen, zu entwickelnde Qualitäten) dar, wie sie den Heilmitteln zuzuordnen sind, die im Kontext der Seelentypen als die Zwölf Heiler bezeichnet wurden:

Fehler	Kraut	Tugend
Angst	Mimulus	Mitgefühl
Schwäche	Centaury	Stärke
Zweifel	Gentian	Verständnis
Unentschlossenheit	Scleranthus	Standhaftigkeit
Unwissenheit	Cerato	Weisheit
Kummer	Water Violet	Freude
Zwang	Chicory	Liebe
Gleichgültigkeit	Clematis	Freundlichkeit
Schrecken	Rock Rose	Mut
Ruhelosigkeit	Agrimony	Friede
Fanatismus	Vervain	Toleranz
Ungeduld	Impatiens	Vergebung

Natürlich kann jeder von Bachs Seelentypen auch vorübergehende emotionale Zustände oder Persönlichkeits-Charakteristika eines Individuums widerspiegeln. Wenn wir dieses Zugeständnis einmal außer Acht lassen, besagt Bachs Konzept der Seelentypen, dass jeder von ihnen mit einer karmischen Seelenlektion verbunden ist, bei der es sich wiederum in erster Linie um die Notwendigkeit einer Transformation handelt. Mit solchen Transformationen geht

59 Barnard, 2002, p.137

die Komplexität der Expansion in ihrer Höhe und Tiefe des Verstehens einher.

Der Astrologie-Interessierte kann in jenen frühen Schriften Bachs eine besondere Facette finden. Wie ich schon weiter oben bemerkte, hatte Bach ein mehr als nur vorübergehendes Interesse für eine Vielzahl esoterischer Wissensgebiete. Offenbar gehörte dazu auch die Astrologie, worauf zurückzuführen sein dürfte, dass er die Zwölf Heiler ursprünglich mit der astrologischen Positionierung des Mondes in den zwölf Zeichen des Tierkreises assoziierte:

Diese Persönlichkeitstypen zeigt uns der Mond, je nachdem in welchem Zeichen des Tierkreises er sich zur Stunde der Geburt aufhielt. So gelangen wir zu folgenden Stichpunkten: 1. Der Persönlichkeitstyp, 2. Sein Ziel und seine Arbeit im Leben, 3. Das Heilmittel, das ihn bei dieser Arbeit unterstützen wird ...

Unsere Persönlichkeit erkennen wir aus der Stellung des Mondes bei unserer Geburt; die Gefahren der Einmischung finden wir in den Planeten. ... Wenn wir bei unserer Persönlichkeit bleiben, uns selbst treu sind, dann brauchen wir uns nicht vor Planeten- oder äußeren Einflüssen zu fürchten. Die Heilmittel helfen uns, zu unserer Persönlichkeit zu stehen.[60]

Es wäre gewiss faszinierend, Bachs Leben und Seelenpfad aus der astrologischen Perspektive zu betrachten und zu verfolgen, doch ist das nicht der Zweck dieser Arbeit. Ich möchte lediglich auf Bachs ursprüngliche Absicht aufmerksam machen, die zwölf Heilmittel mit dem Tierkreis zu verknüpfen. In jener Zeit sah Bach in der Astrologie einen Weg, den Persönlichkeits- oder Seelentyp und seine jeweilige Lektion anhand der astrologischen Position des Mondes im Geburtshoroskop festzustellen.

In Bachs eigenem Horoskop zeigt der Augenblick seiner Geburt (25. September 1886, 00.00.19 GMT) eine starke Verbindung zwischen seinem Neptun (27°40' Stier, 11. Haus) und seiner Sonne (1°50' Waage, sehr nah der Spitze des 4. Hauses). Diese Verbindung finden

60 Bach, *Gesammelte Werke*, S. 120f.

Astrologen häufig in Geburtshoroskopen von Mystikern. Doch es ist die Platzierung seines Geburtsmondes im Tierkreis, welche uns den Hinweis auf Bachs Seelenlektion sowie den Pfad gibt, der für ihn vorgesehen war. Bachs Mond im Zeichen Löwe (21°25') erscheint in dem 2. Haus mit mehreren herausfordernden Aspekten. In ihrem Buch *The Essence of Bach Flowers*[61] identifiziert die Astrologin und registrierte Bachblüten-Praktikerin Rachelle Hasnas den Löwe-Mond mit der Bachblüten-Essenz *Vervain*. Daraus könnte man schließen, dass Bach zum Vervain-Seelentyp gehörte. Diese Zuordnung bliebe jedoch nicht unwidersprochen, da mehrere Personen, die ihn persönlich gekannt hatten, Bach als eine Impatiens-Seele identifizierten. Barnard stellt einen feinen diagnostischen Unterschied zwischen den Impatiens- und den Vervain-Merkmalen fest. Er zeigt, dass Vervain eher mental geprägt ist, während Impatiens über sein „Empfinden" anspricht.[62]

Freilich können wir beide Charakteristika in Bachs Seelentyp finden. Es mag interessant sein, sich kurz mit den astrologischen Deutungen nach Bachs eigener Hypothese zu beschäftigen.

Da sein Geburtsmond Teil eines fixen T-Quadrats mit seinem Stier-Neptun (27°40') und dem Skorpion-Mars (22°32') ist, dürfte Bach jemand gewesen sein, der in früheren Leben Verantwortung trug und gewohnt war, seinen Willen durchzusetzen. Doch für diese Haltung musste er wahrscheinlich sehr teuer bezahlen. Die Platzierung seines Geburts-Mondes würde auch andeuten, dass er einen Konflikt zwischen materiellem Komfort und spiritueller Evolution erlebte. In diesem Zusammenhang sei daran erinnert, dass Bach bereits als junger Mann *wusste,* dass er ein Heiler würde. Die Debatte in seinem Inneren war, ob er diesem Pfad durch die Medizin oder in einem geistlichen Amt folgen würde. Nachdem er zunächst den Weg des potenziellen materiellen Komforts über die Schulmedizin gewählte hatte, dauerte es nicht lang, bis er die

---

61 Freedom, California: The Crossing Press 1999
62 Barnard 2002

Bindung und Grenzen der traditionellen Medizin zu spüren begann. Dieses Unbehagen oder dieser Konflikt mit dem Vorhaben
seiner Seele könnte die treibende Kraft hinter seiner Entscheidung
gewesen sein, der gängigen Praxis des medizinischen Betriebs
den Rücken zu kehren, ohne sich dabei aber von der Tätigkeit des
Heilers zurückzuziehen.

Der Mond, der symbolisch für unseren femininen Aspekt und
unsere Gefühle steht, ist der herrschende „Planet" in Bachs Geburtshoroskop. Betrachten wir Bachs persönliche Weltanschauung, in der
es einen Zusammenhang zwischen den astrologischen Mondzeichen
und den Zwölf Heilern gab, finden wir Anhaltspunkte und Stoff für
weitere faszinierende Überlegungen. Bedauerlicherweise liegt uns
Bachs persönliches Schema der spezifischen Verbindungen zwischen
den Mond-Zeichen, den Zwölf Heilern und ihren Seelen-Lektionen
nicht vor. Betrachten wir Bach selbst jedoch als Vervain-Seelentyp
nach dem Schema, das von Hasnas und anderen Astrologen angeboten wird, die mit den Charakteristika der Heilmittel und Seelentypen vertraut sind, müssen wir die Vervain-Charakteristika
entsprechend Bachs eigenen Beobachtungen untersuchen. Dazu
gehören beispielsweise „hohe Ideale und Zielsetzungen zum Wohle
der Mitmenschen".[63] Es gibt auch einen Aspekt von Vervain, der
das Verlangen hat, „alle Fehler zu berichtigen"; problematisch wird
dies allerdings, wenn sich die „Begeisterung" der Vervain-Seele
in ein Eifern verkehrt. Gleichwohl wäre Bach als Vervain-Seele
sehr darauf bedacht gewesen, alles zu tun, was er konnte, um die
Zustände zu korrigieren, die er als ungerecht wahrnahm. Diese
persönliche Wahrnehmung hätte sein inneres Verlangen genährt,
Menschen zu helfen oder zu unterstützen, die nach seinem Empfinden
ungerecht behandelt wurden. Dieser Aspekt unterstützt zusammen
mit dem Krebs-Aszendenten (28°50') im Geburtshoroskop Bachs
persönliche Art, über alle Aspekte der menschlichen Verfassung zu
reflektieren, seine Schlüsse daraus zu ziehen und danach zu handeln.

63 Bach, *Gesammelte Werke*, S. 105

Zum Glück für uns war Bach klug genug, auf seine Intuition, die Stimme seiner Seele, zu lauschen.

An irgendeinem Punkt jedoch sorgte sich Bach anscheinend, dass Menschen, die sich für Astrologie nicht interessierten und ihrer Lehre auch nicht wohlwollend gegenüber standen, die heilenden Wohltaten der Blütenessenzen außer Acht lassen könnten. Um dieser Sorge gerecht zu werden, erwähnte er allem Anschein nach die Beziehung zwischen den Heilmitteln und den astrologischen Aussagen nie wieder öffentlich. Dass er als Student der Esoterik damit sein persönliches Interesse am Thema ganz fallen ließ, ist jedoch zu bezweifeln. In einem Brief schrieb Bach im Herbst 1933:

Ich bin etwas vorsichtig, was die Astrologie betrifft, deshalb hat man die Sternzeichen und Monate in den ersten „Zwölf Heilern" ausgelassen. Diese Arbeit wird entscheidend zur Läuterung und zum Verständnis der Astrologie beitragen; meine Aufgabe jedoch scheint zu sein, allgemeine Prinzipien zu geben, mit deren Hilfe Menschen wie Sie, die über ein detailliertes Wissen verfügen, eine große Wahrheit entdecken können. Deshalb möchte ich mit nichts Dogmatischem in Verbindung gebracht werden, solange man nicht sicher ist. [64]

Jedenfalls gab er seine Beschäftigung mit den Zusammenhängen zwischen den Zwölf Heilern und den Lektionen der Seelen-Persönlichkeitstypen nicht auf.

Auf unserer Reise haben wir die Gelegenheit zu entdecken, dass die Heilmittel uns auf Ebenen ansprechen können, deren Zusammenhänge wir uns nicht zu erträumen vermögen. Wenn es uns gelingt zu verstehen, dass sie dazu bestimmt sind, uns unser Seelen-Gewahrsein steigern zu helfen, während wir unseren Pfad beschreiten, können sie uns in Bereiche führen, die wir uns niemals vorgestellt – und möglicherweise auch nicht selbst gewählt hätten. Andererseits, wenn wir in dieser Inkarnation nicht bereit sind für solche Zusammenhänge oder unseren Weg, brauchen wir uns nur

64 Bach, *Gesammelte Werke*, S. 45

zu erinnern: Der spirituelle Zug wird nicht ohne uns abfahren, und das kosmische Gesetz gebietet, dass uns auch in Zukunft Gelegenheiten gegeben werden.

Dies führt uns weiter zu der Frage: *Was ist die Geschichte in unserer Seele?*

KAPITEL 6

Wie oben so unten: Transformierende Seelenlektionen von Himmel und Erde

Das tiefste und erhabenste Gefühl, dessen wir fähig sind, ist das Erleben des Mystischen. Es ist die Quelle aller wahren Wissenschaft. Wem dieses Gefühl fremd ist, wer sich nicht mehr wundern und in Ehrfurcht verlieren kann, der ist so gut wie tot.
ALBERT EINSTEIN

Vor mehreren Jahren gab die Neurowissenschaftlerin Candace Pert ein Interview, in dem sie sagte: *„Emotionen spielen sich in zwei Bereichen ab. Zum einen im Bereich des Physischen, des Molekularen, des Materiellen, aber auch im Bereich des Spirituellen. Es ist fast so, als seien sie das Übergangs-Element dazwischen … aus diesem Grund sind sie von so entscheidender Wichtigkeit.*"[65] Da diese Ansicht über Emotionen von einer Wissenschaftlerin kommt, die in der Welt der Materie und harten Wissenschaft operiert, ist sie von großer Bedeutung: Hier wird anerkannt, dass sich unsere Emotionen und Gefühle tatsächlich nicht nur im Physischen abspielen, sondern auch in einem Bereich, der sich dem rationalen Begreifen oft entzieht. Aus diesem Grund ist es für jeden von uns wichtig zu verstehen, dass wir Geist im Körper sind; dass wir gezwungen sind, unseren Pfad in der zeitlichen Dimension zu beschreiten, um das Feuer und die Vision unserer Seele zu manifestieren.

Auf dieser Reise kann unser Ego fordernd werden und unrealistische Erwartungen hegen. Wenn sich unsere Erwartungen dann nicht manifestieren, kommen „kontrahierte" Gefühle wie Wut, Gier,

65 *Alternative Therapies,* July 1995 1:3, p.73

Bitterkeit, Groll, Angst und eine Heerschar von anderen giftigen Emotionen zutage, die uns an unserem seelischen Wachstum hindern. Unrealistische Erwartungen, die solche Emotionen nähren, haben im Reich des höheren Denkens keinen Platz. Auf unserem Pfad gilt es im Sinn zu behalten, dass unser höheres Denken eine Verbindung zu der reinen Weisheit unserer Seele durch unsere im Herzen angesiedelte Intuition ist. Indem sie uns helfen, von den unrealistischen Erwartungen unseres Egos loszulassen, unterstützen uns Bachs Heilmittel im Sinne des Wachstums, welches das Universum für jeden von uns vorgesehen hat.

Jenes Loslassen ist entscheidend wichtig, wenn wir in das Wassermann-Bewusstsein der globalen Einheit eingehen sollen. Bachs Vorstellung von den zwölf Seelentypen (oder Seelen- Persönlichkeiten) und ihren jeweiligen Lektionen zu betrachten, wird eine wichtige Aufgabe in unserem Bemühen, den Pfad unserer Seele zu entdecken. Laut Edward Bach ist unser Seelentyp so etwas wie unser Kern oder Fundament, vergleichbar dem Betriebssystem eines Computers. Da jeder mit einem bestimmten Seelentyp ins Leben kommt, gibt es auch für jeden von uns eine Seelenqualität, die wir zu stärken haben (wie wir im vorangehenden Kapitel feststellten). Wenn wir in dieses Leben inkarnieren, befindet sich unser Seelentyp in einem Zustand der „Kontraktion" oder Schwäche, und es obliegt uns, durch Erarbeitung der Lektion unseres Seelentyps zu dessen „Expansion" beizutragen.

Im Laufe einer Inkarnation und unserer Entwicklung manifestieren wir möglicherweise Teile und Aspekte von verschiedenen Seelentypen, doch Bach erklärte, dass jeder letztlich an einen bestimmten Typ gebunden bleibt, der von einem der Zwölf Heiler repräsentiert wird. Unser Seelentyp begleitet uns durch unsere ganze Lebenszeit.[66] Bach scheint aus spiritueller Sicht gespürt zu haben, dass wir im Laufe aufeinander folgender Inkarnationen unseren Weg durch alle zwölf Typen und ihre Lektionen verfolgen; ein ähnlicher Gedanke

66 Barnard, 2002, p.283

findet sich auch in einigen astrologischen Lehren. Während wir durch Erarbeiten unserer jeweiligen Lebenslektion die Qualität unseres Seelentyps stärken, sammelt die Seele Erfahrung und Wissen und gelangt so näher zu Gott.

Im Laufe der Entfaltung von Bachs Werk wurden weitere sechsundzwanzig Heilmittel ins Repertoire aufgenommen. Die Arbeit an diesen Mitteln geschah in den Jahren 1933 bis 1935; dann erklärte Bach sein Werk für vollständig. In der Zeit seit Bachs Tod im Jahre 1936 wurden Stimmen laut, die empfahlen, manche der zusätzlichen sechsundzwanzig Blütenessenzen ebenfalls in die Reihe der „Seelentyp"-Heilmittel zu stellen. Bach selbst jedoch hatte niemals eines dieser zusätzlichen Heilmittel im Zusammenhang einer Eignung als „Seelentyp"-Heilmittel erwähnt, und wir können davon ausgehen, dass er keines außer den „zwölf Heilern" als Seelentyp-Mittel betrachtete. Aus *spiritueller* Perspektive ist es wichtig, daran zu erinnern. Es war Bachs Glaube, dass die Zwölf Heiler aus der ersten Serie von Heilmitteln die Aufgabe haben, den jeweiligen Seelentyp bei der Transformation seiner karmischen Lektionen zu unterstützen.

Doch gehen wir nun von den spirituellen Dingen weiter zu einer Untersuchung der Zwölf Heiler, der zusätzlichen sechsundzwanzig Heilmittel und ihrer Rolle im Heilungsgeschehen auf der weltlichen Ebene. Hier wirken die Zwölf Heiler und die sechsundzwanzig weiteren Blütenessenzen auf eine ähnliche Weise wie nach der Lehre von den „Wurzel- und Zweigkräutern" in der orientalischen Medizin oder vergleichbar mit den „Konstitutions- und Tiefpotenz-Mitteln", die aus der Homöopathie bekannt sind. In diesen medizinischen Traditionen (und in Edward Bachs Heilkunde) gibt es für eine chronische Störung stets eine zugrundeliegende „Wurzel"-Ursache, die gleichwohl nicht immer zu erkennen ist. In der chinesischen Medizin wird das Kraut (oder die Kräuter), welches gebraucht wird, um die „Wurzelstörung" anzusprechen, als das „Hauptkraut" angesehen; die klassischen Homöopathen bemühen sich, den „Konstitutionstyp" des Patienten und das ihm entsprechende Heilmittel zu bestimmen. Bevor diese tiefgreifenden Lösungen jedoch deutlich zu erkennen sind, können andere, unterstützende oder Hilfskräuter (oder homöopathische Mittel unterschiedlicher Potenzierung) benötigt werden, um zunächst zu einem Ausgleich der oberflächlicheren Symptome beizutragen. Durch das Klären und Beseitigen dieser Symptome lässt sich dann die Störung an der „Wurzel der Dinge" erkennen und in der Behandlung ansprechen. Bachblüten-Essenzen-Praktiker vergleichen diesen Prozess mit dem „Schälen der Zwiebel". Bei aufmerksamer Lektüre von Bachs eigenen Worten in *Die Zwölf Heiler und vier Helfer,* veröffentlicht von C. W. Daniel im Jahre 1933, erfahren wir seine Gedanken zu diesem Thema in Bezug auf die Behandlung mit den Blütenheilmitteln:

Man wird feststellen, dass in gewissen Fällen keiner der Zwölf Heiler exakt zu passen scheint, und viele dieser Fälle sind so beschaffen, dass man sich derart an die Krankheit gewöhnt hat, dass sie als Teil des eigenen Wesens erscheint. Es ist schwierig, das wahre, eigene Selbst zu sehen, weil man sich, statt Heilung zu suchen, angepasst und sein Leben so eingerichtet hat, dass es zur Krankheit passt. ... Solche Menschen haben viel von ihrer Individualität verloren, von ihrer Persönlichkeit, und man muss ihnen helfen, aus dem eingefahrenen Gleis, aus der Spur herauszufinden, in der sie sich festfahren, bevor es überhaupt möglich ist festzustellen, welchen der Zwölf Heiler sie brauchen ... Die Vier Helfer bringen uns über diesen Zustand hinweg und in den Bereich der Einflussmöglichkeiten der Zwölf Heiler. Natürlich muss bei jeder Behandlung die Sehnsucht des Patienten bestehen, wieder gesund zu werden.[67]

Auch wenn es den Anschein haben mag, dass einige der zusätzlichen Heilmittel, die nach den Zwölf Heilern entdeckt wurden, ebenfalls als „Seelentypen"-Mittel identifiziert werden können, ist dies also offenbar nicht der Fall. Vielmehr kann es, wie Bach un-

---

67 Bach, *Gesammelte Werke*, S. 110f.

terstrich, emotionale Themen geben, die so chronischer Natur sind, dass das Individuum emotional „festgefahren" ist. Unter diesen Umständen mag einem das benötigte Heilmittel als Seelentyp-Heilmittel *erscheinen*. Während die Zwölf Heiler bei vorübergehenden oder chronischen emotionalen Zuständen angewendet werden können, sollen die übrigen sechsundzwanzig nicht als Mittel für bestimmte Seelentypen identifiziert werden.

Im Laufe unserer Reise werden wir mehrere der zusätzlichen sechsundzwanzig Heilmittel nötig haben; es ist jedoch wichtig, dass wir dabei unsere Bemühungen aufrechterhalten, die der Identifizierung unseres Seelentyps gelten. Auch wenn es uns vielleicht nicht möglich sein wird, unseren Seelentyp mit Gewissheit zu bestimmen, hat doch unser Bemühen darum schon großen Wert. Es hilft uns, zu erkennen und zu verstehen, welche Hindernisse uns davon abhalten, im Zeitlichen wie im Spirituellen vorwärts zu gelangen. Dank der Unterstützung durch die Zwölf Heiler ist dies dann unser Ausgangspunkt – ein Ort, von dem aus wir stetig arbeiten können, um die Charakteristika unserer Seelenstärke zu entwickeln. Wenn wir bewusst und gezielt arbeiten, können wir auf unserem mystischen Pfad Fortschritte machen.

Neben den komplexen Emotions- und Gefühlsmustern weist jeder von Bachs zwölf Seelentypen auch symbolische und bildliche Merkmale und Assoziationen auf, zum Beispiel eines der vier Elemente in der Natur – Erde, Luft, Wasser und Feuer. Wie wir in früheren Kapiteln bereits erwähnten, liegt der Zweck des spirituellen Gesetzes der Reinkarnation darin, der Seele durch das Vehikel des Körpers und seiner Emotionen Gelegenheit zum Wachstum in Richtung Vollendung zu geben. Diese lebenslange Reise wird in spirituellen Lehren oft als die „Taufe der vier Elemente" bezeichnet. Mit jeder Inkarnation hat unsere Seele die Gelegenheit, durch Erarbeiten der Lektionen ihres Typs zu reifen und zu wachsen. Die gleichen Quellen vermitteln uns aber auch, dass stetes Wachstum nicht immer und in jeder Inkarnation stattfindet. Es gibt vielmehr Lebenszeiten, in denen wir an unseren Schwächen oder Fehlern stagnierend verhaftet bleiben können. In solchen Fällen sind wir zu erdgebunden, zu wenig verwurzelt, schwankend oder entflammt. Diese emotionalen Zustände können so intensiv oder eingefahren sein, dass wir nur eine geringe Chance haben, uns mit unserem mystischen Pfad zu verbinden oder *die Geschichte in unserer Seele zu finden.*

Dann stellt sich die Frage, wie wir unseren Seelentyp erkennen? Es ist zwar nicht unmöglich, ihn zu identifizieren, doch gibt es keine rasche Lösung, weil wir von Natur aus herausgefordert werden, eine objektive Bestandsaufnahme unseres Verhaltens oder unserer selbst zu machen. Allerdings erhalten wir hilfreiche Hinweise, sowohl aus unserer äußeren als auch aus der inneren Umgebung, wenn wir nur aufmerksam beobachten: Diese Schlüssel können nämlich in einer Myriade von Konfigurationen versteckt sein.

Manche Psychologen sagen, dass wir Menschen füreinander Spiegel seien. Das heißt, Gewohnheiten und Verhaltensweisen anderer, an denen wir Anstoß nehmen, können in Wirklichkeit Charakteristika unserer eigenen Natur sein; sie signalisieren, dass wir uns selbst genauer betrachten und prüfen sollten. Andere Schlüssel liegen möglicherweise in schwierigen Beziehungen, Karrieren oder Situationen am Arbeitsplatz, die wir bewusst, aber irregeführt gewählt haben. Auch chronische körperliche Krankheiten oder Unfälle geben uns eine Chance, uns tief im Inneren zu prüfen. Solche Schlüssel und Hinweise liegen in dem Stapel wahrscheinlicher Verdächtiger ganz oben. Sie bedeuten uns, dass Gewohnheiten und/oder Reaktionsweisen wohl einst vertraut gewesen, nun aber nicht länger angebracht sind – wenn wir den Wunsch hegen, auf unserem Pfad weiter voran zu gelangen.

Abermals hängt unser Fortkommen und Fortschreiten also von unserer Bereitschaft ab zu untersuchen, was in unserem Inneren ist, das uns „festgefahren" hält und das gleiche Drehbuch wieder und wieder neu in Szene setzt – mit wechselnden Darstellern, aber gleich gebliebener Handlung. Sobald wir unsere Liste der Möglichkeiten zur Veränderung zusammenstellen, können wir damit beginnen, die Charakteristika der Zwölf Heiler zu betrachten – nicht nur als Heilmittel zur möglichen Einnahme, sondern als Merkmale von Seelentypen, damit wir mit unserer Arbeit weiterkommen.

Erinnern wir uns an Bachs Worte über die heilende Wirkung der Blütenessenzen: Es ist die positive Energie oder Lebenskraft jedes Heilmittels, welche die kontrahierten Merkmale des jeweiligen Seelentyps ins Licht ihrer vorgesehenen Expansion führt. Aus spiritueller Sicht haben wir genau an diesem Punkt die Gelegenheit, dem Kern der Zwölf Heiler und dem Licht zu begegnen, das sie in die verdunkelten Aspekte unserer Seele bringen.

Der kontrahierte Zustand des Seelentyps *Mimulus* steht unter der Überschrift *Angst*. Es sind Ängste, die erdgebundene oder weltliche Gegenstände haben: Angst vor der Dunkelheit, Angst vor dem Fliegen, Angst vor Mäusen … also durchaus Dinge, die in dieser Welt zu gewärtigen sind und benannt werden können. Als Seelentyp manifestiert sich der kontrahierte Mimulus-Zustand als Bauchangst, die man im Innersten trägt, als ein nicht zu bändigendes Gefühl, das emotional vergiftend wirkt. Bach beschrieb den Seelentyp *Mimulus* als still und von Ängsten erfüllt vor Dingen, die er benennen kann – und die vielleicht niemals eintreten. Deshalb sind Mimulus-Typen immer „auf der Hut" vor – im Extrem – *allem und jedem, das einen weltlichen Namen hat.*

Das *Heilmittel Mimulus* engagiert und aktiviert den Intellekt, um solche Ängste zu überwinden. Es stärkt die Fähigkeit, die Ängste rational zu sortieren, was einem hilft, sich ihnen zu stellen und in Herausforderungen standhaft zu sein. Mit der Hilfe dieser Blütenessenz können Mimulus-Typen im Sinne ihrer Seelen-Mission arbeiten und die Tugend oder Qualität *Mitgefühl* für andere vermitteln und lehren; sie haben deren stille Not und Verzweiflung wohl kennen und verstehen gelernt.

Während Gefühle im kontrahierten Zustand dazu führen können, dass wir egozentrisch werden, ist auch eine Bewegung in die andere Richtung möglich; Psychologen sprechen in diesem Zusammenhang von Co-Abhängigkeit. Die Co-Abhängigkeit ist ein Persönlichkeitsmerkmal das wir im kontrahierten Zustand der *Centaury*-Seele antreffen. Bei einer fehlgerichteten irdischen Leidenschaft und Sehnsucht zu dienen, ist die Hinderung oder die *Schwäche* von Centaury die Unfähigkeit oder der mangelnde Wille, Grenzen zu setzen und Nein zu sagen.

In der Folge werden diese Menschen zu gemeinen Fußabtretern. Aus falsch verstandenem Altruismus tun sie sehr viel für andere, vernachlässigen und opfern dabei jedoch ihr eigenes Wohlbefinden. Wie bei allen kontrahierten Gefühlszuständen, sorgt auch diese Haltung für ihre eigene Auswahl an Schwierigkeiten. An erster Stelle steht dabei die Tatsache, dass diese Menschen als physische wie auch emotionale Opferlämmer zu Schmieden ihres Unglücks werden. Unfähig, Grenzen gegen die Forderungen und Ansprüchen anderer zu setzen, verausgaben sie sich ständig für ihr Umfeld, so dass ihre eigenen körperlichen und psychischen Reserven allmählich vor die Hunde gehen. Wegen ihres Mangels an Willenskraft fangen sie – wenn überhaupt – vielleicht erst, wenn sie „in den Seilen hängen", damit an, sich zu fragen, wie sie in einen solchen Zustand geraten sind.

Eine andere Schwierigkeit bei der kontrahierten Centaury-Seele ist die ihres wohlgemeinten, aber schlecht beratenen Verlangens und Versuchens, Probleme anderer Menschen zu „richten". Kraft des Karma-Gesetzes inszeniert unserer Seele schwierige Beziehungen und/oder Situationen, die uns Gelegenheiten bieten sollen, karmische Schulden zurückzuzahlen und dadurch seelisches Wachstum zu erlangen. Wenn wir uns jedoch in die Angelegenheiten anderer einmischen mit unserem Versuch, deren Probleme zu lösen, behindern wir in Wirklichkeit *deren* Vorankommen auf ihrem Seelenpfad. Wir tragen dazu bei, dass die motivierende Erfahrung der Not, die für die Lernerfahrung und Transformation des anderen erforderlich ist, verzögert wird oder ganz und gar entgleist.

Auch hier sehen wir die Unfähigkeit, persönliche Grenzen zu setzen, als eine wichtige Herausforderung für diesen Aspekt von Centaury. Menschen, die mit einer Centaury-Seele und deren Lektion inkarnieren, sind sozusagen zum Dienen geboren, doch die mangelnde Ausgeglichenheit erschwert es ihnen, sich auf ihre „eigene Straßenseite" zu besinnen. Dieses Verhalten verzögert ihr Seelenwachstum, weil es ihnen nicht gelingt, in den Zustand der Expansion und damit in die Tugend des Seelentyps zu gelangen, nämlich die *Willensstärke*. Wenn Centaury-Typen mit Hilfe des Heilmittels Centaury ihre Seelenlektion gelernt haben, so glaubte Bach, würden sie „ein großes Stück Weges hinter [sich haben], auf dem [sie] von großem Nutzen und Dienst [sind, wenn sie] erst erkannt [haben], dass [sie] im Leben etwas bestimmter und aktiver sein [müssen]."[68]

Für die meisten von uns sind Selbstzweifel und ihr Begleiter, das Gefühl des Versagens, natürliche Emotionen, die wir als festen Bestandteil des menschlichen Lebens kennen. Für *Gentian*-Seelentypen jedoch ist *Selbstzweifel* eine destruktive Schwäche. Im kontrahierten Seelenzustand beginnen diese Individuen mit einer positiven Leidenschaft für ihre Richtung im Leben und die Aufgaben, die zu erfüllen sind, um ihre Ziele zu erreichen. Wenn aber Schwierigkeiten aufkommen – schon an der Wegkrümmung –, wenn ein Hindernis auftaucht – wie geringfügig es auch sei –, dann setzen sich Selbstzweifel und Entmutigung nur bereitwillig fest. Da verlieren Gentian-Seelentypen, denen kleine Fortschritte im Erarbeiten des expandierten Emotionalzustandes ihres Typs nicht gelungen sind, nur zu leicht den Mut und sind bereit, die Flinte ins Korn zu werfen und aufzugeben. Erinnern wir uns an Bachs Worte über Fehler und Versagen im vorangehenden Kapitel; seine Botschaft scheint speziell an die *Gentian*-Seelentypen gerichtet: *„Die Erkenntnis, dass es kein Versagen gibt, wenn du dein Äußerstes gibst, wie auch immer das Resultat aussehen mag."*[69]

---

68 Bach, *Gesammelte Werke*, S. 158
69 Bach, *Gesammelte Werke*, S. 159

Aufgabe und Herausforderung für die Gentian-Seelen ist es, die Tugend *Verständnis* anzunehmen. Um sich mit ihrem Seelenfeuer und dem mystischen Pfad zu verbinden, muss die Gentian-Seele erst verstehen, dass Ausdauer und Beständigkeit wichtig sind, um die Selbstzweifel zu überwinden. Der Glaube an sich selbst ist wohl für jeden der Seelentypen wichtig, besonders aber für Gentian. Für diesen Seelentyp ist es von entscheidender Bedeutung, sich zu erinnern, dass das kosmische Gesetz befiehlt, der perfekten Zeitwahl des Universums zu vertrauen. Das Universum liefert ihnen alles, was sie für Expansion und Wachstum benötigen. Dem Menschen mit dem Seelentyp, für den Veränderung und Herausforderung schwierig sind, hilft Gentian zu verstehen, wie wichtig der Einsatz von Ausdauer und Beständigkeit angesichts von Widrigkeit und Enttäuschung ist.

Für eine *Cerato*-Seele heißt die Aufgabe und Herausforderung im Leben, auf die Weisheit und Wahrheit des eigenen Herzens zu lauschen und sie *auszusprechen*. Dieser Seelentyp ist sehr intuitiv, lebt aber aufgrund der Schwäche des kontrahierten Zustandes in *Unwissenheit* oder *Torheit* und vermag nicht zu erkennen, dass seine Stärke in der eigenen *Weisheit* liegt. Weil er dieser Weisheit keine Stimme verleiht, hat er keine Ahnung, wer er ist und was er zu tun hat. Die schwache Cerato-Seele leidet nicht so sehr unter dem Diebstahl ihrer Identität, sondern unter ihrer *verlorenen* Identität. Der Cerato-Typ hat kein Vertrauen in sein eigenes Urteil und erlebt seine Intuition, die Stimme seiner Seele, als etwas, das ihm verdächtig vorkommt. Ständig sucht er Richtung und Weisung von anderen und hat große Schwierigkeiten, sich mit seinem höheren Selbst und dessen Weisheit zu verbinden – und in der Folge große Probleme, den vorgesehenen Seelenpfad zu finden.

Wir beobachten noch einen weiteren Aspekt bei Cerato-Seelen: Sie wollen immer das Richtige tun. In diesem Verlangen bauen sie auf die irrige Vorstellung, sie seien um so besser für ihre Suche ausgestattet, je mehr Information sie besitzen. Leider führt ihr unermüdliches „Sammeln" von Informationen von anderen lediglich in eine Stagnation. Weil die kontrahierte Cerato-Seele bei ihrer eifrigen „Sammeltätigkeit" nicht hören – und noch viel weniger auf ihre intuitive Weisheit lauschen – kann, ist sie nie in der Lage, irgendetwas mit Überzeugung zu tun. Unschlüssig schwankt sie, trifft törichte Entscheidungen und unternimmt törichte Aktionen, die nichts weiter erreichen, als ihr Vorankommen zu behindern. Da sie an einer Entscheidung nicht festhalten kann, führt ihre Abhängigkeit von der Weisung anderer dazu, dass sie ungeerdet und „unwissend" erscheint – eines der Worte, die Bach gebrauchte, um den Fehler von Cerato-Typen zu beschreiben.

In *Heile dich selbst* bemerkt Bach, dass der Cerato-Typ im Krankheitsfalle „jedermann um Rat fragt und jede, aber auch jede Behandlungsempfehlung zu befolgen versucht".[70] Möglicherweise sind es gerade die unverwirklichten Cerato-Typen, welche – in ihrer Verzweiflung, das Richtige zu lernen und zu tun – die Schar der „heiligen Sammler" anführen, die Angst haben, der spirituelle Zug werde ohne sie abfahren. Bei seiner Arbeit mit dem *Cerato*-Heilmittel äußerte Bach, dieser Seelentyp könnte „befreit von äußeren Einflüssen die große Weisheitsgabe, die [ihm] gegeben ist, zum Wohle der Menschen gebrauchen".[71] Für die kontrahierte Cerato-Seele jedoch liegt die Gabe, ihrer intuitiven Stimme zu vertrauen und sie auszusprechen, um andere zu leiten, im Dunkeln. Ihr Verhalten in der Welt ist das des Nachfolgers, und sie ist taub für die vorgesehene Tugend der Weisheit und das Feuer ihrer Seele.

Ein weiterer Seelentyp, der im kontrahierten Zustand darum kämpft, Entscheidungen zu fällen, ist *Scleranthus.* Im Unterschied zum Cerato-Typ und dessen Identitätskrise weiß die Scleranthus-Seele jedoch, wer sie ist; da ihr aber alle Dinge gleich erscheinen, vermag sie nicht zu entscheiden, ob sie auf dem Ball das schwarze Kleid tragen sollte oder lieber das weiße, ob sie den Mini-Cooper

70 Bach, *Gesammelte Werke*, S. 127
71 Bach, *Gesammelte Werke*, S. 160

oder den Bentley kaufen soll. Während die Cerato-Seele umher-
rennt und jeden fragt, was sie tun solle, verlässt sich Scleranthus
bei der Betrachtung der gebotenen Auswahl auf seinen Intellekt.
Infolgedessen lenkt dieses Individuum all seine Energie in den Kopf
und hat dann Schwierigkeiten beim Verbalisieren. Außerstande,
ein Entweder-Oder zu ertragen, hat man seine stille Not, die dazu
führt, dass man sich erst für die eine Option, dann für die andere
Möglichkeit entscheidet, weil doch beide attraktiv sind. Da die
Scleranthus-Seele sehr mental geprägt ist oder zu viel im Kopf lebt,
vermag sie mit ihrer Intuition nichts anzufangen. Die Unfähigkeit,
es bei irgendetwas zu belassen, fordert einen ungeheuren Aufwand
an Energie, was diese Menschen bis zur Machtlosigkeit schwächt.

In *Einige fundamentale Überlegungen zu Krankheit und Heilung*
nannte Bach Scleranthus-Typen ursprünglich „Wetterfahnen", was
ihre „flatterhafte" Entscheidungs(un)fähigkeit trefflich charakterisiert.[72] Auf den ersten Blick scheint dieses Muster mit dem der
kontrahierten Cerato-Seele identisch zu sein. Doch bei der Beschreibung der Hinderungen der Scleranthus-Seele konzentrierte
sich Bach auf den mentalen Aspekt und notierte die Beobachtung,
dass dieser Typ unter mentalen Qualen leidet. Die Scleranthus-Seele
verarbeitet ihre Dilemmas gedanklich, während der Cerato-Typ seine
inneren Vorgänge zu verbalisieren hat – zwei sehr unterschiedliche
Vorgehensweisen – , keiner von beiden kann sich dabei jedoch auf
seine Intuition besinnen. Tugend und Stärke von Scleranthus liegen
im Erarbeiten der Fähigkeit, standhaft zu bleiben und zu seinen
Entscheidungen zu stehen. In dieser Hinsicht der Thematik der
Cerato-Seele ähnlich, liegt die Herausforderung für die kontrahierte
Scleranthus-Seele darin, Trost zu finden im Vertrauen auf ihre Intuition und sich in Entscheidungen von dieser leiten zu lassen. Mit
anderen Worten, es geht darum, dass die Intuition des Herzens den
Kopf leitet – nicht umgekehrt. Dies ist für den Scleranthus-Typus
der Schlüssel zur Entdeckung seines Seelenfeuers.

72 Bach, *Gesammelte Werke*, S. 239

Die Sumpfwasserfeder (engl. Water violet) ist laut Barnard eine sehr alte Pflanze mit einer komplexen Geschichte, die sich in den Charakteristika des Water-Violet-Seelentyps widerspiegelt.[73] Spirituelle Lehren sagen, dass sogenannte „alte Seelen" in die Inkarnation kommen und einen gewaltigen Schatz an Erfahrung und Weisheit mitbringen, die sie als Früchte ihrer Mühen durch viele Leben erworben und gesammelt haben. Die Blockade der Water-Violet-Seele ist jedoch, dass ihre Geschichte – sowohl die karmische als auch die gegenwärtige – sie in einen Zustand der *Trauer* geführt hat. Das kosmische Gesetz von Karma und Wiedergeburt gibt jedem Menschen Gelegenheiten, Freude und Kummer zu erleben. Eine Facette des Kummers oder der *Trauer* einer Water-Violet-Seele wurzelt jedoch in wiederholt erlebtem Verrat. In seiner stillen Trauer vermittelt Water Violet im kontrahierten Zustand den Eindruck sehr starker Selbstbeherrschung, dabei scheint dieser Typ distanziert, stolz und erhaben. In Wirklichkeit ist dieses Verhalten jedoch ein Mittel zum emotionalen Schutz. Selbst in einer einfachen Freundschaft ist Nähe nur schwierig möglich. Ein gewisses Wohlbehagen in der Nähe einer romantischen Beziehung zu finden, ist eine noch größere Herausforderung. Im kontrahierten Gefühlszustand wirken Menschen dieses Seelentyps körperlich starr und distanziert, sie strahlen eine Pose von Überlegenheit und Reserviertheit aus.

Water-Violet-Seelen haben die Lebensaufgabe, ihren Schatz an Weisheit und Erfahrung mitzuteilen, indem sie sich in ihr Umfeld einbringen; dabei lernen sie die Tugend *Freude*. Der Einsatz der Blütenessenz Water Violet bei der emotionalen Ausgrabungsarbeit erleichtert die Verbindung zu den eigenen Gefühlen und führt zu der Erkenntnis, dass die innere Distanz die Quelle der Trauer ist; was dereinst nützlich war – ein alter Abwehrmechanismus, der funktionierte –, ist heute nicht mehr gut. Dann kann der emotionale Schutzpanzer des Water-Violet-Typs sich aufzulösen beginnen, und man lernt geschickt, das Bedürfnis nach persönlichem Raum und

73 Barnard, 2002, p.123

die Verbreitung der Geschwisterlichkeit durch Dienen ins Gleichgewicht zu bringen.

In der esoterischen Tradition gilt Wasser als Symbol für Gefühle und Emotionen; unter den Zwölf Heilern stehen die drei Seelentypen *Chicory, Clematis* und *Rock Rose* in besonderem Maße für die Sensitivität, für Emotionen und Gefühle, die mit dem Element Wasser assoziiert werden.

Die *Chicory*-Seele liebt es zu lieben. Im kontrahierten Zustand jedoch kann diese Seele hartnäckig, von sich eingenommen, egoistisch und beherrschend werden. Als Pflanze passt sich die Wegwarte ihrer unmittelbaren Umgebung an; sie manifestiert Merkmale der Veränderlichkeit, um sich in die jeweilige Situation zu fügen. Vielleicht ist dies der Grund, warum Bach mehrere unterschiedliche Beschreibungen des negativen Chicory-Seelentyps formulierte, während sich das Repertoire der Blütenessenzen entfaltete. In seiner frühen Veröffentlichung *Einige fundamentale Überlegungen zu Krankheit und Heilung* (aus dem Jahr 1930) äußerte er sich auffallend kritisch zum Chicory-Seelenzustand. Hier charakterisierte er die Chicory-Seelen als egoistisch, boshaft, rachsüchtig und grausam, je nach Situation.[74] Später milderte er diese Beschreibung und verwendete den Begriff „Zwang" bei der Beschreibung der Schwäche dieses Typs[75]. Da Zwang eher als Anzeichen einer Seelen-Lektion erscheinen mag denn als eine Schwäche, ist nicht offensichtlich, was Bach erkannte.

Bach sah die Schwäche des Chicory-Typs vielmehr bedingt durch emotionale Manipulation in der *Unfähigkeit, sich in Schranken zu halten*. Indem er anderen Menschen Schuldgefühle macht – die eigene Familie ist ein besonders beliebtes Ziel –, kann der kontrahierte Chicory-Seelentyp ins Extrem gehen; er ersinnt Situationen, um seine Familie an sich zu binden. Durch sein Manipulieren erreicht er sein Ziel und kann seinen Willen durchsetzen. In vielerlei Hin-

---

74 Bach, *Gesammelte Werke*, S. 235f.
75 *Befreie dich selbst,* 1932, in: Bach, *Gesammelte Werke*, S. 156

sicht ist die unreife Chicory-Seele tief im Inneren sehr bedürftig – wahrscheinlich weil sie ähnliche Muster früher bei ihren Eltern erlebt hat. Natürlich – und dies gilt für alle Seelentypen – können sich kontrahierte Merkmale bereits im Kleinkindalter manifestieren; der Chicory-Typ ist hier keine Ausnahme. Ein Anzeichen für diesen Zustand in einer kleinkindlichen Chicory-Seele kann die beharrliche Forderung sein, ständig gehalten, getragen und/oder gestillt zu werden. In späteren Jahren kann sich das Chicory-Kind als ein ungebärdiger kleiner Schrecken seiner Umgebung erweisen. Hier besteht die Gefahr, dass Menschen, welche die Chicory-Seele zu beherrschen versucht, sich am Ende dramatisch zur Wehr setzen, um ihre Freiheit wiederzuerlangen. Dies ist besonders in solchen Fällen zu beobachten, in denen ein Elternteil sein oder ihr Kind unter dem Deckmäntelchen zu „wissen, was für das Kind das Beste ist", manipuliert hat.

Bach beschrieb die Stärke diese Seelentyps als *Liebe* und betonte, dass wir Liebe gewinnen, indem wir anderen Freiheit geben, ohne etwas von ihnen zu erwarten. Bei der Arbeit mit der Chicory-Blütenessenz reifen Menschen dieses Seelentyps, wenn sie selbst erleben, dass sie, wenn sie anderen Freiheit geben, statt sie festzuhalten, eine viel tiefere und globalere Liebe gewinnen können, als sie je für möglich gehalten hätten.

Kehren wir kurz zu Bachs Gedanken über die Zusammenhänge zwischen Astrologie und den Seelentypen zurück, so stellen wir fest, dass die Clematis-Seele, die – laut Hasnas und anderen Astrologen, die mit Bachs Werk vertraut sind – vom Tierkreiszeichen Krebs repräsentiert wird, das traditionell vom Mond regiert wird. Anders ausgedrückt: Sie werden bei einem Menschen mit einem Löwe-Mond keine Clematis-Persönlichkeit finden. Abgesehen von der Astrologie, die das Zeichen Krebs eher vom Mond als von irgendeinem anderen Planeten regiert sieht, assoziieren spirituelle Lehren den Mond traditionell mit dem femininen Aspekt unserer Energie, mit unserem spirituellen Herzen. Symbolisch steht der

Mond, weil er das Licht der Sonne – das Symbol für unsere maskuline Energie – reflektiert, für alle unsere Emotionen, Gefühle und unsere Intuition.

Kulturen rund um den Globus bilden die Magie des Mondes in Mythen, Märchen und Geschichten ab. „Nach dem Mond gehen" und „hinter dem Mond leben" sind Redensarten, die auf einen anderen Bezugsrahmen hinweisen, der „im Lichte des Tages" nicht zu bestehen vermag. So gesehen, überrascht es nicht, dass die Schwäche der Clematis-Seele *Gleichgültigkeit* ist, Clematis erscheint ungeerdet und träumerisch.

In *Einige fundamentale Überlegungen zu Krankheit und Heilung* charakterisierte Bach die Clematis-Seele ursprünglich als den „Ekstatiker".[76] Wir erinnern uns (aus Kapitel Vier), dass wir alle „berufen sind, Mystiker zu sein" und wissen wohl zu schätzen, dass Merkmale der Ekstase wie „Seligkeit" oder „Verzückung", die bei einigen „Mystikern" festgestellt wurden, nicht zwangsläufig eine Voraussetzung für die Mystik sind. Mit anderen Worten: Nicht alle Mystiker sind Ekstatiker oder Clematis-Seelen. Doch bei der Beschreibung des Blockade-Zustandes" des Clematis-Typs nahm Bach Bezug auf jene Seelen, die es chronisch vorziehen, in die Bereiche ihrer Ideale und Visionen zu entfliehen, ohne sich viel Gedanken über Krankheit oder Tod zu machen oder Angst davor zu haben. Als Abwehrmechanismus zum Schutze ihrer hochsensiblen Natur ziehen sich diese Individuen wie der Krebs in ihre Schale zurück, wenn sie mit Problemen oder schwierigen Realitäten konfrontiert werden. Für die Clematis-Seele im kontrahierten Zustand scheint das Leben in der Realität der Gegenwart zu schwierig und überwältigend zu sein; es ist, als könne sie die innere Stärke nicht aufbieten, um sich selbst mit den sehr gewöhnlichen Details des Lebens auseinanderzusetzen. Damit macht ihre erhöhte Sensitivität für die Energie und emotionalen Zustände anderer sowie ihres eigenen Umfeldes diese Methode des Sich-Entziehens zu ihrer

76 Bach, *Gesammelte Werke*, S. 236

Vorgehensweise; Clematis ist einfach nicht präsent. Ihr Zustand der Nicht-Anwesenheit kann sich in einer Vielfalt physischer und mentaler Verhaltensweisen manifestieren. Die kontrahierten Zustände der Clematis-Seele können vom Tagträumen, Ohnmächtigwerden oder Aufmerksamkeitsdefiziten bis hin zu extremen Demenzen oder der Alzheimerschen Krankheit reichen.

Die Tugend oder Stärke der Clematis-Seele ist *Sanftmut,* doch diese Tugend lässt sich nur mit Stabilität verwirklichen und einer Erdung, einem Geerdet-Sein nach unten mithilfe ihres Seelen-Heilmittels. Die Blütenessenz Clematis hilft jenen Seelen, sich mit der Erde zu verbinden, so dass sie einigermaßen selbstsicher mit Sanftmut auf eine Situation ansprechen mögen, statt sich in eine Innenwelt zurückzuziehen. Mit seiner Sensitivität gegenüber anderen und seinem Umfeld hat der Clematis-Seelentyp die Chance und Verantwortung, dem Rest der Welt die Bedeutung von Sanftmut zu vermitteln und diese zu verbreiten … eine Tugend, die in der Welt von heute dringend benötigt wird und eine absolute Voraussetzung für eine globale Geschwisterlichkeit ist.

Wie bei allen Wasser-Zeichen in der Astrologie, ist eine erhöhte Sensitivität eine zweischneidige Angelegenheit. Bei der *Rock-Rose-* Seele ist diese Sensitivität noch stärker ausgeprägt, als wir sie bei den Chicory- oder Clematis-Seelen antreffen. Auf der Zellebene kennt der Rock-Rose-Seelentyp eine gewisse Verletzlichkeit, die ihm spürbar Entsetzen vermittelt. Allein das „Geschäft des Daseins" ist schon ein Schreknis; und *Schrecken* ist tatsächlich die Schwäche oder Behinderung für diese Seelen. Diese Schwäche manifestiert sich in einem konstanten Grundton des Glaubens, „es nicht zu schaffen" oder „nicht durchzukommen" – was auch immer „es" gerade ist. Diese Unterströmung kann durchaus latent bleiben bis zu einem Punkt, an dem sie auf- und hervorbricht und sich in einer ausgewachsenen, lähmenden Panik-Attacke manifestiert. Anders als die sichtliche Furchtsamkeit und Nervosität der Mimulus-Seele ist das tiefe Entsetzen der Rock-Rose-Seele wirklich nur für Menschen verwandter Seelen-Abgründigkeit erkennbar. Eine Nicht-Rock-Rose-Seele vermag es nur mit großer Schwierigkeit bei anderen zu entdecken, weil Rock Rose eine bemerkenswerten Fähigkeit besitzt, ihren Schrecken „wegzustecken". In Wirklichkeit ist die klare Identifizierung eines Rock-Rose-Seelentyps nur dann in Erwägung zu ziehen, wenn sich die Merkmale ihrer Kontraktion sichtbar in chronischen Phasen von Panik und Schrecken manifestieren.

Aus karmischer Sicht ist der kontrahierte Seelenzustand von Rock-Rose nicht erst in der gegenwärtigen Lebenszeit zustande gekommen. Viel wahrscheinlicher ist dieser Kontraktionszustand das Resultat von vielen Leben, in welchen die Seele gewissermaßen die „Feuer der Hölle" erlebt hat, bis das lähmende Entsetzen schließlich zum Thema ihres Lebenszustandes geworden ist. Bach beobachtete bei diesen Seelen Angst vor anderen als materiellen Dingen, Angst vor Tod, vor Selbstmord oder vor dem Übernatürlichen. Folglich ist – laut Bach – *Mut* die Lektion oder positive Qualität, welche die Rock-Rose-Seele in diesem Leben mit Hilfe ihres Seelen-Heilmittels zu entwickeln hat. Wenn diese Seelen lernen, sich mit dem Mut emotional wohlzufühlen, beginnen sie zu expandieren und werden leichter fest an ihrem Platz stehen können. Mutig stehend, sind sie weiter fähig, den kontrahierten emotionalen Schatten des Schreckens *abzulegen*, der ihnen das Leben erschwert und mit unrealisierten Beiträgen für die Menschheit befrachtet hat. Nehmen sie ihre schwächende Emotion in Angriff, erlangen sie die Position, um anderen zu vermitteln, dass wir göttlich beschützt sind – und schreckliche Angst deshalb *nur ein Schatten* ist.

Nachdem wir die Beispiele für Emotionen von Erde, Luft und Wasser erforscht haben, kommen wir nun zum Wesen der Emotionen des letzten Elements, des Feuers.

Wie ein allgegenwärtiger Diplomat, der jeglicher direkten Konfrontation aus dem Wege geht, erscheint die *Agrimony*-Seele als Friedensstifter, der mit schier unerschöpflicher Energie viel „zu Gange" ist, aktiv verbunden mit der Welt. Es gibt nur ein kleines Problem … Der Rest der Welt sieht hier den kontrahierten Agrimony-Seelentyp, und der ist ein Meister der Verstellung. Die kontrahierte Agrimony-Seele hält die Welt zum Narren. Sie erscheint anderen als *der eine,* der alles unter Kontrolle hat, dabei ist seine Schwäche die *Ruhelosigkeit* auf der Seelen-Ebene. Hinter jedem Lächeln, jedem Lachen, kämpft dieser kontrahierte Seelentyp in stiller Qual mit seiner Ruhelosigkeit, die kein anderer jemals sieht. Er kann einfach nicht den *Frieden* finden, der seine Lektion und Stärke ist. Das Schlimmste für eine kontrahierte Agrimony-Seele wäre ohne Frage, dass seine geheime Qual offenbar und bekannt würde. Deshalb unternimmt er – oft unbewusst – alles, um seine Not zu verbergen, auch durch Zuflucht zu Drogen, Alkohol oder in anderes Suchtverhalten. Diese Methode des Rückzuges oder „Schutzes" zieht natürlich nur weitere Schwierigkeiten nach sich.

Es ist fast so, als wäre die kontrahierte Agrimony-Seele in der falschen Inkarnation, im falschen Körper, und versuchte erfolglos, ihn abzuschütteln, wie eine zu warme Bettdecke in der Nacht. Aus spiritueller Sicht befindet sie sich freilich im richtigen Körper, am richtigen Ort und zur rechten Zeit. Die Aufgabe und Herausforderung für die kontrahierte Agrimony-Seele besteht darin, sich damit wohlzufühlen, zu enthüllen, wer und besonders *wie* es ihr wirklich geht. Dieser Typ wird im kontrahierten Zustand auf Befragen rasch bekunden, dass es ihm „ganz gut" gehe – auch wenn er gerade erst Insolvenz angemeldet hat, von seiner Partnerin verlassen und von der Steuerbehörde an die Spitze der Fahndungsliste gesetzt worden ist. Die Blütenessenz Agrimony hilft diesen Seelen, die Fähigkeit zu entwickeln, über ihren Zustand ehrlich zu sprechen. Sobald sie diese Herausforderung annehmen, merken sie, dass sich ihre Ruhelosigkeit auflöst. Mit einem Gefühl der Befreiung können sie auf ihrem mystischen Pfad nun vorankommen dank ihrer Seelenqualität und Tugend – dem *Frieden.* Zur „Seelenlektion Frieden" bei Agrimony schrieb Bach:

Ist es nicht gerade Agrimony, das uns für den goldenen, lebendigen Atem des Friedens, nicht der Liebe öffnet? Ich habe ständig den Eindruck, dass das Licht von Agrimony so eng verbunden ist mit dem „Frieden, der höher ist als alle Vernunft", dem Frieden Christi.[77]

Frieden ist die spezifische Seelenlektion von Agrimony, doch Bach thematisiert ihn darüber hinaus wiederholt als offenbar wichtigen Aspekt seiner Weltanschauung und Philosophie. In seiner Ansprache *Ihr leidet an euch selbst* bezeichnet er den Zustand des Friedens als eine der Grundvoraussetzungen für die Heilung. Bach „sah" das Hospital der Zukunft:

Es wird ein Heiligtum des Friedens, der Hoffnung und der Freude sein. Da ist keine Eile, kein Lärm, kein einziger dieser erschreckenden Apparate und Maschinen von heute ... Zweck aller Einrichtungen wird die Schaffung einer Atmosphäre von Frieden, Hoffnung, Freude und gläubigem Vertrauen sein.[78]

Wenn Sie ein neues Unternehmen beginnen, das kollektive Bemühungen verlangt – besonders eine Anstrengung im Kampf um Gerechtigkeit –, dann nehmen Sie eine „expandierte" *Vervain*-Seele in Ihren Lenkungsausschuss auf – falls Sie eine finden können. Nur allzu wahrscheinlich werden Sie sich jedoch mit dem übereifrigen Enthusiasmus einer kontrahierten Vervain-Seele im Missionseinsatz konfrontiert finden. In der Zusammenarbeit kann sich der Vervain-Typ in diesem Zustand als extrem schwierig erweisen. Anders als die Agrimony-Seele, die mit ihrem persönlichen Erleben zwischen Mikrokosmos und Makrokosmos zu kämpfen hat, ist der kontrahierte Vervain-Typ einfach unzufrieden mit den ganzen makrokosmischen Gegebenheiten. In der extremen Kontraktion hat die Vervain-Seele Schaum der Entschlossenheit vor dem Mund. Sie wird alles tun, was irgendwie möglich ist, um ihre Ruder ins Wasser zu bekommen, und wild paddeln, um die Gezeiten zu beeinflussen – zur Besserung der Menschheit natürlich, oder auch nur ihres Nachbarn.

---

77 vgl. Bach, *Originalschriften*, S. 128
78 Bach, *Gesammelte Werke,* S. 169

In der Reihe der Zwölf Heiler bezeichnete Bach Vervain als den „Enthusiasten". Im kontrahierten Zustand steht die Vervain-Seele unter dem Druck einer übermächtigen Triebkraft; ihre Schwäche oder Blockade ist die *Überbegeisterung.* Emotionales Feuer dieser Art führt zu einer Intoleranz gegenüber anderen und allen Ideen, die nicht den eigenen Vervain-Vorstellungen entsprechen. Auf ihrem weiten Weg haben diese Seelen einen unbezähmbaren Geist entwickelt und bringen sehr klare Ideale mit, „wie die Dinge sein sollten". Das Problem liegt nicht in ihrer Absicht, sondern in der Umsetzung; die kontrahierte Vervain-Seele prescht wie Sturm heran und macht keine halben Sachen.

Menschen, die wir so erleben, mögen tatsächlich Vervain-Typen sein – oder auch nicht. Wenn sie es sind, ist es durchaus möglich, dass sie sich aus karmischen Gründen für Beziehungen entschieden haben, in denen ähnliche Gegebenheiten anzutreffen sind, sei es in Gestalt von hohen Ansprüchen oder Erwartungen, in kritischen Rollenvorbildern oder beidem. In einem solchen Falle hat die kontrahierte Vervain-Seele die Option, in Stagnation zu verharren und jene Verhaltensweisen und Ansichten nachzuahmen, oder ihr Seelen-Heilmittel anzunehmen, das ihr hilft, ihre Lektion *Toleranz* zu lernen. Bach beschrieb Vervains potenzielle Stärke als diejenige, die wir bei Führern und guten Lehrern feststellen können. Sollte die kontrahierte Vervain-Seele die Wahl treffen, Toleranz zu lernen, kann sie ihre Kraft dank des spirituellen Grundsatzes verwirklichen, dass alle große Arbeit in der Stille zu bewerkstelligen ist.

Während sich der arme Centaury-Typ im kontrahierten Zustand abmüht, Grenzen setzen zu lernen, weiß die feurige *Impatiens-* Seele genau, wo es Grenzen gibt und will sie niederreißen oder -brennen, je früher, desto besser. Der kontrahierte Impatiens-Typ ist von Natur aus im Denken und Handeln ein Bündel leicht entzündlicher Energie. Er ist mit einem quecksilbrigen Verstand gesegnet, wenn er aber in seiner Schwäche, der *Ungeduld,* festgefahren ist, empfindet er alles und jeden in seiner Umgebung als unnötige und irrelevante Einschränkung.

„Geh mir aus dem Weg" lautet seine Botschaft an die Welt, und Impatiens verdeutlicht sie durch Ausschlagen, durch kaustische Bemerkungen und sichtbare Gereiztheit. Wenn die Impatiens-Seele beim Lernen ihrer Lektion *Vergebung* keine Fortschritte macht, wird sie feststellen, dass sie sich ihrem Umfeld entfremdet hat und ihr Leben in Einsamkeit verbringen muss. Die Lektion Vergebung zu lernen, heißt für die Impatiens-Seelen, erkennen zu lernen, dass nicht jeder denkt wie sie, und auch nicht so schnell wie sie. Eine wichtige Hilfe auf ihrem mystischen Pfad ist die Arbeit mit ihrer Seelentyp-Blütenessenz Impatiens. Dieses Heilmittel hilft der Impatiens-Seele wahrzunehmen, dass andere Menschen ebenfalls ihre Gaben und Stärken haben und wir alle durch unseren Beitrag und unsere universelle Geschwisterlichkeit miteinander verbunden sind.

Bei keinem der Seelentypen können wir wissen, warum ein Individuum in diese Inkarnation kommt, um eine bestimmte – und nicht eine andere – Seelenlektion zu lernen. Julian Barnard und andere sind davon überzeugt, dass Edward Bach ein Impatiens-Typ war[79], und stützen sich dabei auf seine Vorliebe für das Allein-Arbeiten, auf seine rasche Denk- und Auffassungsgabe und die Schwankungen seines Verhaltens. Wenn wir zurückkehren zu der Idee, den astrologischen Geburtsmond als Schlüssel zur Identifizierung eines Seelentyps herzunehmen, erwiese sich Bach mit seinem Löwe-Mond als Vervain-Seele, wie wir bereits feststellten. Interessanterweise schrieb Bachs enger Kollege, Dr. H. J. Wheeler, beim Skizzieren seiner Eindrücke:

Sein intensiver Wunsch, anderen beizubringen, genauso rasch zu verstehen und zu lernen wie er selbst, ließ ihn auf geistige Schwerfälligkeit mitunter ungeduldig reagieren. Aber diese Stimmung hielt meistens nicht lange an [Anm. d. Verf.: Impatiens-Merkmal] ... Obgleich sein Zorn bei Ungerechtigkeiten schnell entflammt war

79 Barnard, 2002, p.32

und er dann sehr deutlich werden konnte – wobei er immer die
Partei des Schwächeren ergriff [Anm. d. Verf.: Vervain-Merkmal]
–, ermutigte er den Schwachen dennoch, seine Sache selbst auszu-
fechten und so seine Selbstachtung zurückzugewinnen.[80]

Möglicherweise war Bach selbst ein Beispiel für einen jener
Menschen, bei denen sich Charakteristika verschiedener Typen so
stark überlagerten, dass es eine sehr knifflige Aufgabe wird, einen
bestimmten Seelentyp zu identifizieren. Für sein Umfeld erschien
Bach vielleicht als ein Impatiens-Typ, während er in Wirklichkeit
eine Vervain-Seele war, die mit klarem Sinn ihre karmische Mission
verfolgte. Bach mag einer von jenen Menschen gewesen sein, bei
denen die Persönlichkeitsmerkmale (Impatiens) so stark ausgeprägt
waren, dass sie den eigentlichen Seelentyp (Vervain) verbargen.
Wie ich schon weiter oben zeigte, war die Unsicherheit über die
astrologische Zuordnung der Grund, warum Bach aufhörte, Verbindungen zwischen den Heilmitteln und der Astrologie *öffentlich*
zu erwähnen. Dann wiederum bleibt uns die Möglichkeit, in dieser
Angelegenheit Klarheit und Gewissheit zu erlangen, vielleicht für
immer versagt. Am wichtigsten ist jedoch, dass wir uns erinnern:
Die Heilmittel können uns ein einzigartiges Gewahrsein, wichtige
Lektionen und unverzichtbare Erfahrung bringen, solange wir uns
bemühen, die uns von unserer Seele für dieses Leben bestimmte
Lektion zu erkennen und zu erarbeiten. Als Werkzeuge der Heilung
können uns die *Zwölf Heiler* an dem Punkt begegnen, an dem wir
uns befinden. Wenn wir bereit und willens sind zu folgen, können
sie uns dahin bringen, wo unsere Seele uns haben will.

---

80 Weeks, *Edward Bach: Entdecker der Blütentherapie*, S. 145

KAPITEL 7

Die sieben geheiligten Pforten
der Seele: Die Chakras[81]

Es heißt, die Augen seien die Fenster der Seele. Aber in manchen spirituellen Lehren und alten Mysterienschulen gelten die Chakras als Pforten zur Weisheit unserer Seele.

Unter den vielen Aspekten von Bachs Denken, die aus seinen Schriften hervorscheinen, sind auch solche, die von seinem spirituellen Wesen Zeugnis ablegen. An vielen Stellen vermittelt er uns, dass ihn in Verbindung mit den Blütenessenzen eine symbiotische Beziehung mit allem verband, das er als göttlich inspiriert ansah, darunter auch Philosophien aus dem Osten. Bei mehr als einer Gelegenheit und in einer Vielfalt von Zusammenhängen nimmt Bach Bezug auf die Lehren des Buddha, „unserer Mutter Indien" und anderer „Meister". Er nennt diese Quellen im Kontext ihrer Bedeutung für die Heilung, um zu zeigen, dass unsere Lebensweise und der spirituelle Prozess, den wir dazu in Anspruch nehmen, uns helfen, das Feuer unserer Seele – und damit unseren Seelenplan – zu entdecken:

Wir haben das strahlende Beispiel, den großen Maßstab der Vollkommenheit in Christus und seinen Lehren, die uns leiten ... Seine Sendung auf Erden war, uns zu lehren, wie wir Harmonie und Kommunion mit unserem höheren Selbst erreichen können ... So lehrten es auch Buddha und andere große Meister, die von

81 Teile dieses Kapitels wurden ursprünglich publiziert in *The International Journal of the Sacred Space Foundation,* Ausg. Herbst 2003

Zeit zu Zeit auf die Erde kamen, um dem Menschen den Weg zur Vollendung zu zeigen ...[82]

Obwohl es einen absoluten Beweis dafür nicht geben wird, können wir vernünftigerweise annehmen, dass sich Bach unter den verschiedenen Facetten diverser Lehren und Philosophien auch ein Arbeitswissen über die „Chakras" aneignete.

Die Lehre von den Chakras ist in der uralten Yoga-Tradition des Hinduismus und später des Buddhismus verankert. Bei unserem „heiligen Sammeln" begegnet uns eine Fülle von maßgebenden Werken zum Thema Chakras: Was sie sind, was sie tun und wie sie uns – und wir sie – beeinflussen. Wie in allen Diskussionen über spirituelle Glaubensvorstellungen gibt es in den Lehren feine Unterschiede. Dies gilt bei einer Betrachtung der Chakras und ihrer Beziehung zur „Aura" nicht weniger. In esoterischen Traditionen gilt als allgemein akzeptiert, dass es eine „Hülle" von vitaler Energie gibt, die von allen Wesen in der Natur ausstrahlt, also auch vom menschlichen Körper – sie ist unter dem Begriff *Aura* bekannt. Für Hellsichtige manifestiert sich die Aura als Energiefeld, das in farbigen Schichten wahrzunehmen ist. Diese Schichten, die den Körper ständig umgeben, expandieren und kontrahieren in der Intensität ihrer Farben und im Umfang. Interessanterweise reicht die Vorstellung von Auren und Energiefeldern bis in die Welt der Antike zurück, wir finden sie in Schriften und Kunstwerken aus Ägypten, Indien, Griechenland und Rom, wo Heilige mit einem sogenannten Heiligenschein dargestellt werden. Im 16. Jahrhundert war Paracelsus einer der ersten westlichen Gelehrten, der sich über den Astralkörper äußerte, den er als eine feurige Kugel beschrieb.[83]

Der Lehre von den Chakras liegt die Vorstellung zugrunde, dass es sieben Hauptzentren gibt (neben Hunderten untergeordneter Zentren), die in kontinuierlicher Schwingung die Energie in und zwischen den verschiedenen Schichten unserer „Aura" verarbeiten.

82 Bach, *Gesammelte Werke*, S. 222
83 *Harper's Encyclopedia of Mystical and Paranormal Experience,* p.40

Diese sieben Chakras sind in jeder unserer Aura-Schichten tätig, d.h. in den Äther-, Astral- und Mentalkörpern. Darüber hinaus haben sie über die Bahnen unseres Zentralen Nervensystems längs unserer Wirbelsäule eine Verbindung zu unserem materiellen Körper.

Wenn wir uns – bewusst oder unbewusst – in Zuständen emotionaler Spannung befinden, bewirkt die negative Energie unserer Gefühle Kontraktionen in den Chakras und in unserer Aura. Wie ein Stein, der auf die spiegelglatte Oberfläche eines stillen Teiches geworfen wird, löst diese Aktion störende Veränderungen aus, die durch alle diese Schichten widerhallen. Spirituelle Schriften und östliche Lehren vermitteln uns, dass sich Blockaden des positiven Energieflusses letzten Endes als Leiden und Krankheiten manifestieren. Umgekehrt gilt: Wenn wir positive emotionale Zustände erleben, beleben sich und expandieren die Chakras in harmonischer Balance.

Als Geist im Körper, drängt die Seele uns ständig hin zu dieser Harmonie innerhalb und zwischen den Energiezentren mit dem Ziel, sie zur vollen Expansion und damit zum Ausdruck unseres höchsten Wohles zu bringen. Der Prozess des Seelenwachstums führt uns durch die komplizierten Feinheiten emotionaler Balance zwischen den Bedürfnissen nach Verbundenheit und Mut, Wahlfreiheit und Nachgiebigkeit, Eigenliebe und bedingungsloser Liebe, emotionaler Stimme und Autorität, Einsicht und Glaube. Bei der Arbeit mit diesen Bildern stellen wir fest, dass die Prägungen der Chakras ausgezeichnete Landkarten für die Entdeckung von unerkundeten Territorien sind. Auf diese Weise ist die Art der Emotionen – der positiven ebenso wie der negativen – zellulärer Brennstoff. Wie Energie oder Schwingung von negativen Eindrücken innerhalb der Chakras zu einer Kontraktion von der Seelen-Verbindung führen, bewirken positive Eindrücke eine Expansion hin zu der Seele. Diese Vorgänge sind so beweglich und flüssig wie Quecksilber.

Wenn unsere Emotionen „zumachen" oder wenn wir emotional „steckenbleiben", wechseln die Schwingungen innerhalb der Chakras in einen Zustand der Kontraktion, was unser Energiesystem schwächt. Um unsere Chakras in einen Zustand der Expansion zu bringen, müssen wir unsere innere Forschungs- und Ausgrabungsarbeit in Angriff nehmen und ergründen, *wo* wir festsitzen und *warum*. Vor allem geht es um die Frage: *Welche* Mittel stehen uns zur Verfügung, die uns bei unseren Bemühungen helfen können, die vergiftenden Umstände hinter uns zu lassen? An diesem Punkt können wir einen Blick auf die Prägung der sieben Chakras und ihre Beziehung zu den Bachblüten-Essenzen werfen.

Wir erinnern uns, dass sich Bachs Lehre über das Wesen der Heilung um die Beziehung zwischen polaren Gegensätzen drehte. Damit wird der Zusammenhang zwischen der positiven Energie der Heilmittel und den kontrahierten oder negativen Zuständen der Chakras offenkundig. Bach schrieb:

Wenn der Patient einen Fehler im Denken [im Emotionalen] hat, wird daraus ein Konflikt zwischen Geistigem und Körperlichem folgen und schließlich Krankheit entstehen. Der Fehler mag beseitigt, das Gift aus dem Körper vertrieben werden, aber ein Vakuum bleibt übrig. Die schädliche Kraft ist weg, aber wo sie einst saß, ist nun ein leerer Raum.

Die vollkommene Methode besteht nicht so sehr darin, den schädlichen Einfluss zu vertreiben, als die ihm entgegengesetzte Tugend hereinzuziehen und durch die Kraft dieser Tugend den Fehler auszuschwemmen. Das ist das Gesetz der Gegensätze, das Gesetz von Positiv und Negativ.[84]

Führen wir diesen Gedanken einen Schritt weiter, so sind die positive Energie oder Schwingung der Heilmittel im Stande, subtile, aber weitreichende Informationen innerhalb der zahlreichen und häufig komplexen Schichten unserer Emotionen zu katalysieren. Auf diese Weise bewegen sich geeignete Heilmittel-Kombinationen, wie sich unsere inneren Perspektiven bewegen, und fördern dabei eine anhaltende Expansion unserer Chakras und schließlich Auswirkungen bis in unser äußeres Verhalten.

84 Bach, *Gesammelte Werke*, S. 227

Wie wir bereits gesehen haben, empfand Bach eine Faszination
für Zahlen, und für bestimmte Zahlen anscheinend ganz besonders.
Halten wir uns vor Augen, dass es sieben Haupt-Chakras gibt – eine
Zahl, die wiederholt in Bachs Werken auftaucht. Zwischen 1928
und 1930 arbeitete Bach an der Beschreibung und Bestimmung
von sieben Verhaltensgruppen, die – das fühlte er –, als Schlüssel
zu der Fähigkeit eines Individuums dienten, von Krankheit und
Gebrechen zu genesen. Im Rahmen der sieben Gruppen identifizierte er spezifische Qualitäten dessen, was er vorübergehende
„Gemütszustände" und die stabileren „Persönlichkeitstypen" nannte.
Er bezeichnete die charakteristische Wesensart dieser Kategorien
als „Angst, Unsicherheit, mangelndes Interesse an Einflüssen und
Ideen, Mutlosigkeit und Verzweiflung sowie übergroße Sorge um
das Wohl anderer".[85]

Im Laufe der Jahre seiner weiteren Arbeit an und mit den Heilmitteln verfeinerte Bach diesen Aspekt weiter und ordnete dabei jedes
der achtunddreißig Heilmittel einer der sieben Gruppen zu. Dieses
Vorgehen spiegelte den Kern seiner Erkenntnisse über die eigentliche *Behandlung* von Leiden und Krankheiten wider. Bach glaubte,
dass wir, mit Krankheit konfrontiert, je nach unserer Zugehörigkeit
zu einer Gemütszustands-Gruppe oder einem Persönlichkeitstyp,
emotional unterschiedlich reagieren. Wir reagieren *nicht* nach den
Symptomen der jeweiligen Krankheit. Im Zentrum dieser Theorie
steht ebenfalls die Zahl sieben.

Barnard beobachtete, dass Bachs Arbeitswissen über das Sieben-
Chakra-System höchstwahrscheinlich mit den Bezeichnungen seiner
Gemüts-/Persönlichkeitstypen korrespondierte. Die Zahl dieser
Gruppen war jedoch nicht die einzige Parallele. Bach folgerte, dass
es auch „sieben Prinzipien" gebe, nach welchen eine Persönlichkeit
im Laufe ihrer Seelen-Evolution irren könne; eine Feststellung, die
er in *Einige fundamentale Überlegungen zu Krankheit und Heilung
1930* präsentierte. In jener Publikation nennt Bach diese Prinzipien

85 Bach, *Gesammelte Werke*, S. 69

„Macht, intellektuelles Wissen, Liebe, Ausgeglichenheit, Dienen, Weisheit und geistige Vollkommenheit".[86] Später änderte er seine „sieben Prinzipien" in „die sieben schönen Stufen der Heilung: Frieden, Hoffnung, Freude, Glauben, Gewissheit, Weisheit und Liebe".[87]

Wie schon früher bemerkt, wollte Bach eine einfache Heilmethode schaffen; doch in diesem Punkt gibt es gewiss einen Widerspruch zwischen seinem Wunsch und seiner eigenen Natur. Bei der Lektüre der wenigen Veröffentlichungen, die uns von seinen Schriften zugänglich sind, zeigt sich deutlich, dass er seine Theorien über die Anwendung ständig verfeinerte, während er in seinem Zugang zu allen spirituellen Dingen standhaft blieb. Seine Aufzeichnungen zur Methodik und seine Denkprozesse scheinen zuweilen verwirrend und manchmal zu intellektuell.

Wenn er im Zusammenhang seiner sieben Gruppen von Gemütszuständen und Persönlichkeitstypen sprach, meinte er Themen der Methodik zur Behandlung von Krankheit. Er wünschte nicht, dass dieser Zugang zur Behandlung von Krankheit mit seinen früheren Schriften über Seelenlektionen und das karmische Gesetz der Wiedergeburt in Bezug auf die Zwölf Heiler als Seelentypen durcheinander gebracht werde. Mit seinen Heilmitteln arbeitete er gleichzeitig auf den weltlichen und auf den spirituellen Ebenen. Es ist nicht immer einfach, Bachs innere Denkvorgänge nachzuvollziehen oder zu erkennen, durch welche „persönliche Linse" er gerade sah. In dieser Hinsicht scheint die Verwirrung auf unserer Seite mehr in Bezug auf sein Verlangen zu bestehen, ständig zu lernen und weiter auszuarbeiten, was er bereits wusste oder was ihm „gezeigt" wurde, als auf einer Unsicherheit über sein Wissen zu beruhen. Trotz der ständigen Verbesserungen seiner Beobachtungen der menschlichen Natur schien es in seinem Denken Verbindungen zwischen den traditionellen Charakteristika der Haupt-Chakras, der Persönlichkeits- oder Gemütstypen und der Heilungsphasen zu geben.

86 Bach, *Gesammelte Werke*, S. 230
87 Bach, *Gesammelte Werke*, S. 122

Im Jahr 1934, als Bach sich für die beiden letzten Jahre seines Lebens in Mount Vernon niederließ, hatte er bereits die zwölf Seelentypen, die Zwölf Heiler und die Sieben Helfer identifiziert.[88] Obwohl er glaubte, dass sein Werk nun vollständig sei, war dies nicht der Fall. Im Jahre 1935 entdeckte er die heute bekannten letzten neunzehn Heilmittel. Diese betrachtete er als „vergeistigter", da sie auf einer höheren Schwingung wirkten als die ursprünglichen zwölf Seelentyp-Mittel oder die ergänzenden „sieben Helfer".[89]

Die Signifikanz dieser zusätzlichen neunzehn Blütenessenzen besteht darin, dass sie sich auf *emotionale Verhaltensweisen* beziehen, mit denen wir auf aktuelle Ereignisse ansprechen. Auch wenn diese Ereignisse momentaner Art sind und nur in der Gegenwart stattfinden, können sie Emotionen auslösen, die mit unserer persönlichen Geschichte zusammenhängen und unserer bewussten Erinnerung oft nicht mehr zugänglich sind. Wir sind uns solcher Zusammenhänge nicht bewusst, und trotzdem führt eine Verbindung zu den tiefen und subtilen Eindrücken früherer Erlebnisse zu einer augenblicklichen Reaktion, die sich in den gleichen Ängsten, in Unsicherheit, Apathie, Schuld oder Scham manifestiert. Man hört oft, dass „ein Knopf gedrückt" worden sei und derlei unkontrollierte, anscheinend der Situation nicht angemessene Verhaltensweisen „Reflexreaktionen" sind. Das Übel ist allerdings: Wir haben uns so sehr an diese Reaktionsweisen gewöhnt, dass wir nicht erkennen, dass uns eine *sehr ungesunde Geschichte mit ihnen* verbindet.

Bach war Homöopath, und es gibt eine Parallele des spirituellen Axioms „wie oben, so unten" in diesem Bereich der Medizin. Die Homöopathie gilt als Schwingungs- oder Energie-Medizin. Der Potenz oder Schwingung des homöopathischen Heilmittels liegt die Vorstellung zugrunde, dass Mittel mit höheren Schwingungen auf tieferen Ebenen unseres Wesens heilend wirken. Nach Bachs

---

88 Die Sieben Helfer sind: Olive, Gorse, Oak, Vine, Heather, Rock Water und Wild Oat.

89 Bach, *Gesammelte Werke*, S. 52f.

Beobachtung wirken die letzten neunzehn Heilmittel auf einer „höheren Schwingung". In diesem Zusammenhang sagte er, dass sie in der Lage seien, toxische Emotionen auf sehr tiefen Ebenen auszugleichen.

Aus energetischer Perspektive betrachtet, sind die emotionalen Muster unserer Chakras etwa so tief, wie man graben kann – sollte man den Wunsch hegen, die Ausgrabungsarbeit in Angriff zu nehmen. Meistens versuchen wir allerdings, uns davor zu drücken und beschwichtigen uns selbst: *Ich denke, ich werde zu handeln versuchen. Ich werde alles tun, nur nicht DAS; es ist schon nicht so schlimm.* Nun besteht ein Konflikt: Einerseits versucht unsere Seele, uns *in ihr Feuer* zu drängen, andererseits sind wir Menschen innerlich so „verdrahtet", dass wir uns diesem Schub anfänglich widersetzen. Während wir glauben, „verantwortungsvoll" zu sein, spielt uns unser Widerstand eine Wiederholungsgeschichte vor, die auf Dauer toxisch ist. Wir sind uns nicht darüber im Klaren, dass der Wille unserer Seele viel klüger und mächtiger ist, und so zwingt uns unser Widerstand schließlich auf die Knie, entweder körperlich oder im übertragenen Sinne – manchmal auch beides. An diesem Punkt schwanken wir meist am Rande unseres persönlichen Abgrundes und fragen uns verwundert: „Wie um Himmels willen bin ich hierher gekommen?"

Das ist der Moment, in dem wir eine Bestandsaufnahme unserer Chakras vorzunehmen haben, indem wir unsere emotionalen Muster untersuchen und prüfen, was wir selbst dazu beigetragen haben, um „hierher zu kommen". Zum Glück haben wir Hilfen und Werkzeuge für diese Arbeit: Unsere zwölf Seelentypen, die sieben Helfer und die letzten neunzehn Blütenessenzen. Das ist der Moment, in dem wir den Sprung wagen, den spirituellen Zug mit unserem karmischen und aktuellen emotionalen Gepäck besteigen und uns auf den Weg machen in Richtung Ziel – zum Feuer unserer Seele.

[Diese] schönen Heilmittel, die von göttlichen Heilkräften durchdrungen sind ... öffnen jene Gefäße, die mehr von dem Licht der

*Seele hereinlassen, auf dass [wir] von heilenden Qualitäten durch-
strömt [werden]. ... Die Wirkung dieser Arzneien besteht darin,
dass sie unsere Schwingungen anheben und unsere Gefäße für die
Aufnahme unseres geistigen Selbst öffnen, dass sie unser Wesen mit
der bestimmten Tugend erfüllen, derer wir bedürfen ... Sie heilen,
nicht durch einen Angriff auf die Krankheit, sondern indem sie
unseren Körper mit den schönen Schwingungen unseres höheren,
geistigen Wesens durchfluten, in dessen Anwesenheit Krankheit
hinwegschmilzt wie Schnee in der Sonne.*[90]

---

90 Bach, *Gesammelte Werke*, S. 171f.

KAPITEL 8

Es ist alles in den Chakras

Ob wir auf unsere Umgebung mit Vertrauen oder Angst ansprechen, hängt weitgehend von den energetischen Mustern ab, die in unseren Chakras verwurzelt sind. In der Expansion bringen uns diese Muster in einen Zustand von umfassender Ausgeglichenheit, Wohlbefinden und Vertrauen. Da wir bei der Inkarnation in dieses Leben jedoch Karma mitbringen, das es auszugleichen gilt, fluktuieren unsere Chakras zwischen Kontraktion und Expansion. Während wir unsere karmischen Schulden tilgen, ist dieser Fluktuationszyklus ein Teil des Prozesses, durch welchen wir alte emotionale Wunden heilen – und zugleich neue schaffen. Bedauerlicherweise liegt eine der Schwierigkeiten dieses Prozesses darin, dass die meisten Menschen erst eine körperliche Funktionsstörung benötigen, um auf das Problem überhaupt aufmerksam zu werden. Die westliche Medizin will uns glauben machen, Gesundheit oder Geheiltsein zeige sich durch die Abwesenheit von Krankheit. Aus einer spirituellen Sicht jedoch – und gewiss auch aus Edward Bachs Perspektive – geht Heilung viel tiefer als unsere körperlichen, zellulären Aspekte. Wahre Heilung ist die Transformation nicht nur im Körperlichen, sondern auch von Denken und Fühlen, bis hinab in die Tiefen unseres *Geistes*. Wir alle müssen auf dieses Ziel hinarbeiten, dazu unterstützt uns der Wunsch unserer Seele, damit wir uns durch die Läuterungsfeuer unserer Gefühle und den emotionalen Prozess mit ihrer Bestimmung verbinden.

Im vorangegangenen Kapitel legte ich die sieben Stufen der Heilung dar, die Bach *Frieden, Hoffnung, Freude, Glauben, Gewissheit, Weisheit* und *Liebe* nannte – in dieser Reihenfolge. Wenn wir betrachten, wie sich diese Phasen in einer anderen Sequenz auf die traditionellen Themen der sieben Chakras beziehen, erhalten wie ein sehr interessantes Bild. Wenn wir darüber hinaus die Beziehung zwischen den letzten neunzehn Heilmitteln – d.h. jenen, welche mit den Emotionen assoziiert werden, mit denen wir auf unser Umfeld reagieren –, den sieben Stufen der Heilung und den sieben Chakras untersuchen, bietet sich uns eine Gelegenheit, die uns helfen kann, nicht nur auf unserem mystischen Pfad weiterzukommen, sondern das Feuer unserer Seele zu entdecken.

Während Bach glaubte, dass die letzten neunzehn Heilmittel vergeistigter sind und auf einer höheren Schwingung wirken, ist es doch wichtig, dass wir uns vor Augen halten, dass sie nicht wichtiger sind als die ersten neunzehn. Obwohl es über zweihundert Millionen Kombinationen von Dr. Bachs achtunddreißig Heilmitteln gibt[91], sind die letzten neunzehn Essenzen besonders wertvolle Werkzeuge für unsere Erforschung der emotionalen Muster, die in unseren Chakras gespeichert sind. Jedes der Heilmittel begegnet uns an dem Punkt, wo wir gerade sind, und hilft uns, dahin zu gelangen, wo wir sein sollten, doch der Zusammenhang zwischen innerem Missklang und körperlicher Störung ist ein dominierendes Thema, welches uns in Bachs Schriften überall begegnet. In *Heile dich selbst* stellt er fest:

Man kann gar nicht klar genug sagen, dass jede Seele zu dem spezifischen Zweck hier auf Erden verkörpert ist, Erfahrungen und Verständnis zu gewinnen und ihre Persönlichkeit nach dem Maßstab der ihr innewohnenden Ideale zu vervollkommnen. Ganz gleich, welcher Art unsere Beziehung zueinander auch ist, sei es Mann und Frau, Eltern und Kind, Bruder und Schwester, Meister und Geselle: Wir versündigen uns gegenüber unserem Schöpfer und gegen unsere Mitmenschen, wenn wir aus persönlicher Motivation heraus die Entwicklung einer anderen Seele behindern. Unsere einzige Pflicht besteht darin, den Geboten unseres Gewissens zu folgen ... Jedermann soll wissen, dass seine Seele eine bestimmte

91 Berechnung laut Firma A. Nelson & Sons, Ltd.

Aufgabe für ihn vorgesehen hat, und solange er diese Aufgabe nicht erfüllt – auch wenn ihm dies gar nicht bewusst ist –, wird er unausweichlich einen Konflikt zwischen seiner Seele und seiner Persönlichkeit verursachen, der sich dann notwendigerweise in Gestalt körperlicher Störungen niederschlägt.[92]

In dieser Feststellung – sei sie auch etwas langatmig – äußert sich Bach sehr klar über mögliche Folgen für jeden, der sich entscheidet, die Tagesordnung seiner Seele zu ignorieren. Für diejenigen unter uns, die auf dem mystischen Pfad der Entdeckung des Feuers ihrer Seele nachgehen, sind Kontraktion und Unausgeglichenheit Blockaden, die ihr Vorankommen behindern. Wie wichtig es ist, dass wir ein Gefühl des emotionalen Wohlbefindens erlangen, können wir gar nicht überschätzen. Leider sind wir nicht immer imstande, einen „objektiven Befund" darüber zu erstellen, wo in unseren Chakras kontrahierte emotionale Muster vorliegen. Manchmal sind wir in einem Zustand starker innerer Unstimmigkeit, so dass wir nicht einmal sehen können, wo wir stehen, ganz zu schweigen von der Möglichkeit, von der Art unseres Problems auf die Heilmittel zu schließen, die wir gerade benötigen.

Caroline Myss hat einen Satz geprägt, den die Leser ihrer Bücher und die Teilnehmer ihrer Workshops schon viele Male gelesen bzw. gehört haben: „Deine Biographie ist deine Biologie." Diese auf den ersten Blick vielleicht simple Aussage beruht doch auf einer Beobachtung, der in der ganzheitlichen und integrativen Medizin große Bedeutung zugemessen wird. Ein prägende, starke Disharmonie oder Belastung in Ihrem Leben, die ungelöst bleibt, wird sich schließlich auf körperlicher Ebene als physische Unausgeglichenheit der einen oder anderen Art manifestieren – was Dr. Bach schon vor mehr als siebzig Jahren dargelegt hat.

Caroline Myss' Aussage weist den Weg zu einer sehr wichtigen Landkarte, die uns bei der Erforschung des Zustandes der emotionalen Muster in unseren Chakras gute Dienste erweisen kann.

92 Bach, *Gesammelte Werke*, S. 201

Im eigentlichen Sinne des ganzheitlichen Heilens gibt es niemals irgendeine einzige Lösung, da es viele Teile des Ganzen gibt. So können wir beispielsweise durch unsere Gefühle und Emotionen eine umfassendere Selbstwahrnehmung erlangen, wir können aber auch auf physische Hinweise aus unserem Körper achtgeben. Für manche mag die Beachtung körperlicher Signale der näherliegende Weg sein, um zu erkennen, dass es Disharmonien in ihren Chakras gibt. Die Aufforderung „Lausche auf deinen Körper" ist kein leeres Gerede. Können wir identifizieren, „wo es wehtut", haben wir einen Hinweise darauf, wo wir in Bezug auf die emotionalen und körperlichen Themen jedes Chakras festgefahren sind. Sobald es uns gelingt, unsere „kontrahierten Themen" zu erkennen, können wir uns den Heilmitteln zuwenden, die uns helfen, von einem kontrahierten zu einem expansiven emotionalen Zustand zu gelangen – was uns auf unseren mystischen Pfad zurückbringt.

In ihren Büchern *Anatomy of the Spirit* (1996)[93] und *Why People Don't Heal and How They Can* (1997)[94] präsentiert Myss sowohl emotionale als auch physische Aspekte, die sich im Zusammenhang mit den einzelne Chakras manifestieren können. Sie sind hier in gekürzter Form wiedergegeben:[95]

---

93 dt. Ausg.: *Chakren – die sieben Zentren von Kraft und Heilung,* München: Droemer 1997

94 dt. Ausg.: *Mut zur Heilung,* München: Droemer 2000

95 Wie in Kapitel Sieben bemerkt, gibt es viele glaubwürdige Interpretationen des Chakra-Systems. Zum Zwecke dieses Buches habe ich mich für eine Auswahl der Deutungen von Caroline Myss entschieden, weil ihr transpersonaler Ansatz weitgehend mit Dr. Bachs Philosophie und den heilenden Eigenschaften der Blütenessenzen übereinstimmt. Eine vollständigere Liste ihrer Interpretationen finden Sie in Myss' Büchern *Chakren – die sieben Zentren von Kraft und Heilung* und *Mut zur Heilung.*

Chakra	Organe	mentale/emotionale Themen	körperliche Dysfunktion
1.	Basis der Wirbelsäule, Immunsystem	Sicherheit von Familie und Gruppe	Depression, chronische Schmerzen im unteren Rücken, Störungen des Immunsystems
2.	Geschlechtsorgane, Bereich bis hoch zum Dünndarm	Schuld, Anschuldigung, Kreativität, Macht	chronische Schmerzen im unteren Rücken, sexuelle Schwierigkeiten, Ischias
3.	Bauch, Magen, Bereich bis hoch zum Herzen	Vertrauen, Selbstwert, Kritik-Empfindlichkeit	Arthritis, Darmprobleme, Leberfunktionsstörung
4.	Herz, Lungen, Brust	Liebe, Hass, Groll, Trauer, Hoffnung	Herz-/Lungen-Probleme, Allergien, Brustkrebs
5.	Hals, Zähne, Hypothalamus	persönlicher Ausdruck, Sucht	Mund- und Hals-Probleme
6.	Gehirn, Nervensystem	Wahrheit, Selbsteinschätzung, Intelligenz	neurologische Schwierigkeiten, Ohnmachten, Lernschwierigkeiten
7.	Muskel- und Knochensystem, Haut	Glauben, Spiritualität; Fähigkeit, das größere Bild zu sehen	energetische Störungen, extreme Empfindlichkeit gegen Umweltfaktoren

Beim Blick über Myss' Interpretationen können wir feststellen, dass sie Extremformen der Zusammenhänge anspricht. Natürlich können Disharmonien in den Chakras auch existieren, ohne sich so extrem zu manifestieren. Wie werden diese Gedanken in den folgenden Kapiteln viel ausführlicher und tiefgehender betrachten und *besonnen und introspektiv beurteilen,* auf welche Weise kontrahierte und expandierte Gefühlsmuster in unseren Chakras unsere *mentale, physische und spirituelle Gesundheit* beeinflussen. Diese Untersuchung ist ein notwendiger Teil unserer persönlichen Erforschungs- und Ausgrabungsarbeit, weil er die Schlüssel von Dr. Bachs letzten neunzehn Blütenessenzen als notwendige Werkzeuge birgt, die uns helfen, das Feuer unserer Seele zu entdecken. In diesen Kapiteln werden wir ermutigt, unsere Aufmerksamkeit auf die Hinweise zu richten, die uns mit Vorschlägen für Blütenessenzen angeboten werden, welche uns helfen können bei unserer Arbeit zur Chakra-Entfaltung und zur Harmonie innerhalb des Chakra-Systems.

KAPITEL 9

Wurzeln schlagen:
Das erste Chakra

Walnut & Cherry Plum – Hoffnung

Die Vergangenheit ist nie da, wo du glaubst,
sie gelassen zu haben.
KATHERINE ANNE PORTER

Wie bei allen Dingen esoterischer Natur gibt es auch hier feine
Unterschiede in den Interpretationen, doch es gilt als allgemein
akzeptiert, dass die „physischen" Orte unserer ersten sechs Chakras
in zwei Dreiecken miteinander verbunden werden können. Das eine
Dreieck hat eine breitere Basis und den dritten Punkt darüber, das
andere steht auf der Spitze; gemeinsam bilden sie den spirituell
bedeutsamen sechseckigen Stern.

Das untere Dreieck wird gebildet aus Wurzel-, Kreuzbein- und
Solarplexus-Chakra. Das Zwerchfell (das Körperorgan, welches
unsere Atmung reguliert) ist die physiologische Trennung zwischen
diesen Chakras und denen, die das obere Dreieck bilden, dem Herz-,
Kehl- und Stirn-Chakra. Das Scheitel- oder siebte Chakra wird
allgemein als nicht-physisch betrachtet, da es sich oberhalb des
Scheitels und damit des Kopfes befindet. Manche spirituelle Leh-
ren unterrichten uns, dass die emotionalen Muster in den Chakras
des unteren Dreiecks sich in den Beziehungen unseres physischen
Lebens manifestieren, während jene in den Chakras des oberen
Dreiecks mehr mit unserem spirituellen Erwachen zu tun haben.[96]
Auf unserem mystischen Pfad ist es jedoch wichtig, im Sinne zu

96 Hodgson, *Stars and Chakras,* p.75

behalten, dass die emotionalen Muster und Prägungen *jedes* Chakras unsere Beziehungen beeinflussen. Gleichgültig, ob sie sich in einem Zustand der Kontraktion oder der Expansion befinden, wirkt sich die Verfassung unserer Chakras physisch, emotional und spirituell auf unsere Beziehungen aus.

Laut östlichen Lehren ist unser erstes Chakra am Ende der Wirbelsäule platziert. Es ist also da, wo wir sozusagen Wurzeln schlagen. Es ist der Platz, welcher uns erdend mit der Erde verbindet. Grundlagen sind in unserem Leben allgemein äußerst wichtig, weil sie in Form und Funktion die Basis für die Strukturen und Umgebungen sind, in welchen wir leben und arbeiten. In unserem Körper bieten die Füße und Beine uns grundlegende Unterstützung für die physische Hülle, die wir bewohnen. Wenn die Fundamente, die uns in einem physischen, philosophischen und energetischen Sinne stützen, instabil sind, befinden wir uns in der Tat auf sehr unsicherem Grund.

Aus sowohl energetischer als auch psychologischer Sicht ist das erste Chakra der Ort unserer Verbindung mit unserer Stammes- oder Familienidentität. Dieses Chakra ist auch der Bezugspunkt und Anker unserer Veranlagung und Mission in diesem Leben. Befindet es sich im Zustand der Expansion, sind wir uns des göttlichen Universums und unserer Verbindung mit ihm bewusst. Bedauerlicherweise ist es jedoch nicht einfach, diese Verbindung zu erreichen. Gleichwohl gehen wir weiter unserem „heiligen Einkaufen und Sammeln" nach, um dahin zu gelangen. Universelle Verbundenheit und Geschwisterlichkeit sind das Ziel der Expansion unserer unteren Chakras. Unsere Aufgabe ist es, auf dieses Ziel hinzuarbeiten.

Das erste Chakra ist aber auch der Ort, an dem unsere Glaubensüberzeugungen auf die Probe gestellt werden. Solche Herausforderungen konfrontieren uns mit einem Sortiment von Konflikten, die sich in emotionalem Chaos und körperlichen Schwierigkeiten manifestieren. Wie kommt es dazu? Es kommt dazu, indem wir uns in eine Familien- oder Stammes-Tagesordnung einfügen, die wir auf den ersten Blick für geeignet und passend halten. In Wirklichkeit aber kann diese Tagesordnung im Widerspruch mit der Tagesordnung unserer Seele stehen – was nicht selten der Fall ist. Die wiederholte Botschaft in Bachs Schriften, dass jeder von uns in diesem Leben eine Seelenaufgabe zu erledigen hat, bedeutet nicht, dass unser Seelenpfad von den anderen Mitgliedern unserer „Erdenfamilie" mit offenen Armen willkommen geheißen wird.

Schlüsselthemen des ersten Chakras sind *Überleben* und *Sicherheit*. Zu einer Kontraktion dieses Chakras kann es aufgrund unserer bloßen Vorstellung davon kommen, was geschehen könnte, wenn wir „gegen den Strom schwimmen": Wir riskieren, von unserer Familie oder Stammesgemeinschaft verlassen oder ausgestoßen zu werden. *Wie würden wir überleben? Könnten wir überleben?* Fühlen wir unsere *Sicherheit* in irgendeiner Weise bedroht? Die Themen Überleben und Sicherheit sind so elementar für uns, dass sie Bauchgefühle und -reaktionen auslösen, wenn wir irgendwelche Bedrohungen wahrnehmen. Bedrohungen unseres Überlebens oder unserer Sicherheit können bewirken, dass das Chakra so stark kontrahiert, dass wir selbst körperlich keinen Schritt mehr gehen können – noch viel weniger emotional.

Der legendäre Psychologe Abraham Maslow (1908-1970) setzte das menschliche Bedürfnis nach Sicherheit und Geborgenheit in seiner berühmten „Hierarchie der Bedürfnisse" unmittelbar über unser elementares physiologisches Bedürfnis nach Luft, Wasser, Nahrung und Schlaf etc. Sicherheit und Geborgenheit innerhalb von Familie und Stamm sind also von größter Bedeutung, damit wir in dieser chaotischen Welt funktionieren und überleben.[97]

Ein chronischer Zustand der Kontraktion im ersten Chakra, ausgelöst durch Emotionen und Gefühle der Angst um unser Überleben, kostet unser Immunsystem einen hohen Preis, da er zu einer Veränderung der Chemie in unserem Körper führt. Dadurch wird auch unser Immunsystem beeinträchtigt. Solche Veränderungen

97 http://web.utk.edu/~gwynne/maslow.htm

unserer Körperchemie können sich anfänglich als leicht unangenehme Symptome wie Schmerzen im Lendenbereich (mangelnde
Unterstützung) manifestieren, schließlich aber bis zur Depression
(von leicht bis schwer) und/oder lebensbedrohenden Leiden wie
Krebs- und Herzerkrankungen eskalieren.

Wenn wir den Bereich der Kontraktion erst entdeckt haben,
können wir untersuchen, welche Heilmittel erforderlich sind, um
eine Expansion zu fördern. In diesem Falle ist *Walnut:*

*... das Mittel für jene, die beschlossen haben, in ihrem Leben
einen großen Schritt voranzugehen ... mit alten Konventionen zu
brechen, alte Grenzen und Beschränkungen hinter sich zu lassen
und neu, auf bessere Weise, zu beginnen ... Ohne Zweifel ist diese
Arznei stark, wo es einen Bann zu brechen gilt, sei es eine Bindung an die Vergangenheit – auch, was wir ererbt nennen –, oder
Umstände der Gegenwart.*[98]

Bach betrachtete Walnut als das „richtige Mittel" zum Schutz vor
unerwünschten Einflüssen von außen, doch dies war nicht seine
einzige Überlegung zur Anwendung von Walnut. Wie dieses Zitat
zeigt, spürte Bach auch, dass die Blütenessenz Walnut uns helfen
kann, alte Muster zu zerbrechen und hinter uns zu lassen – auch
sogenannte „giftige" (Ver-)Bindungen.

Der amerikanische Autor John Bradshaw, bekannt für seine Arbeit
zum Thema zwischenmenschliche Beziehungen, verwendete die
Formulierung „Bindungen, die fesseln" für toxische Beziehungen
und Umstände in unserem Leben, die uns daran hindern, unser
höchstes Potenzial zu verwirklichen. Jene „Giftigkeit" hindert
uns daran, auf unserem spirituellen Pfad voranzuschreiten und das
Feuer unserer Seele zu entdecken.

Ist das Wurzel-Chakra in einem kontrahierten Zustand, halten uns
Familien- und Stammes-Beziehungen aufgrund ihrer natürlichen
Beschaffenheit auf eine ungesunde Weise gebunden. Tatsächlich
fesseln sie uns so subtil und manchmal so raffiniert, dass wir gar nicht

98   Chancellor, *Das große Handbuch der Bachblüten*, S. 231

erkennen, dass sie der Ursprung unserer emotionalen Machtlosigkeit sind. Derart toxische Gebundenheit kann sich in co-abhängigem Verhalten manifestieren, das wir im Zusammenhang mit *Centaury* in Kapitel Sechs besprachen. Gerade weil die zentralen Themen des Wurzel-Chakras Sicherheit und Überleben sind, scheint das Durchtrennen von Bindungen für viele gar nicht in Frage zu kommen.

Die Kontraktion im ersten Chakra ist ein guter Nährboden für das, was Julia Cameron, die Autorin von *The Artist's Way*[99], „Verrücktmacher" nannte.[100]

Laut Cameron sind Verrücktmacher „Persönlichkeiten, die Sturmzentren erschaffen". Zu ihren typischen Merkmalen gehört ihre Fähigkeit, Abmachungen zu brechen und Pläne zu durchkreuzen, die Sicht und Wirklichkeit anderer unberücksichtigt zu lassen und überdies deren Zeit und Geld zu vergeuden. Darüber hinaus erwarten Verrücktmacher eine Sonderbehandlung und sind treffsichere Vorwerfer und hassen Ordnung.[101] Diese Individuen sind so schlau und glaubhaft, dass ihr Auftauchen in unserem Leben letztlich einen innerlichen Dialog in Gang bringt, der unser Vorwärtskommen blockiert.

Wie wir bald sehen werden, lassen sich Verrücktmacher nicht nur in unserem Wurzel-Chakra nieder, sondern sind ein Teil unseres karmischen Vertrages. Auch wenn es den Anschein haben mag, dass ihre alleinige Aufgabe darin bestehe, uns davon abzuschrecken, das Feuer unserer Seele zu entdecken, sind sie in Wirklichkeit doch ein wichtiger Teil unserer Wachstumsdynamik. Ein Schlüssel zu unserem steten Wachstum liegt in der Art und Weise, wie wir auf sie und die Situationen ansprechen oder reagieren, die sie für uns

---

99   dt. Ausgabe: *Der Weg des Künstlers,* München: Droemer/Knaur 2000
100 „Verrücktmacher" ist eine perfekte Beschreibung für die negative Indikation von Bachs Heilmittel White Chestnut. Diese Blütenessenz wird in den folgenden Kapiteln nicht besprochen werden; interessierte Leser mögen sich anhand vollständiger Beschreibungen in jeder der Quellen über Bachblüten-Essenzen informieren, die in den „Literaturempfehlungen" genannt sind.
101 Julia Cameron, *The Artist's Way,* 1992, p.46-9

herbeiführen. Aus einer karmischen Sicht betrachtet, sind Verrückt-macher tatsächlich in unserem Leben, um unseren Eifer zu testen. Sie konfrontieren uns mit der unausgesprochenen Frage: Wollen wir auf unserem Seelenpfad voranschreiten oder einen Urlaub nehmen und bleiben, wo wir sind – nur um beim nächsten Mal das gleiche Skript (wenn auch auf einer anderen Bühne) zu wiederholen?

Falls es uns gelingt zu erkennen, dass diese Elemente in unse-rem Leben für die Kontraktion unseres Wurzel-Chakras und die Schwächung unserer persönlichen Kraft verantwortlich sind, wird uns die Blütenessenz Walnut bestimmt helfen, jene fesselnden Bande zu durchtrennen, die uns halten. Walnut ist jedoch nicht das einzige Heilmittel, das wir in unsere Erste-Hilfe-Ausrüstung für das Wurzel-Chakra aufnehmen sollen – und so kommen wir zu *Cherry Plum*.

Cherry Plum war die erste der letzten neunzehn Blütenessenzen, die Bach entdeckte. Er beschrieb Cherry Plum als das Heilmittel für das von Arbeit überlastete Gemüt, das unfähig ist, weitere „Belastung" aufzunehmen. Darüber hinaus beobachtete er, dass man in dem „negativen" Cherry-Plum-Zustand ist,

wenn uns Impulse überkommen, Dinge zu tun, an die wir unter normalen Umständen nicht einen Augenblick verschwenden oder denken. Das Heilmittel für diese Zustände stammt von Cherry Plum … Es vertreibt alle falschen Gedanken und schenkt dem Leidenden geistige Kraft und Zuversicht.[102]

Als einer bei der Bach Foundation registrierte Praktikerin ist mir bewusst, dass jedem der Heilmittel als Indikation ein Extrem des kontrahierten Zustandes zugeordnet ist. Bei Cherry Plum ist dieses Extrem die Überlegung, sich das Leben zu nehmen. Ich habe nicht nur diesen emotionalen Zustand bei meinen Klienten gesehen, ich habe auch miterlebt, wie die Wirkung dieses Heilmittels den Nebel der Wahrnehmung lichtete, den der kontrahierte Cherry-Plum-Zustand verdichtete.

---

102 Bach, *Gesammelte Werke*, S. 36

Wichtige Schlüsselbegriffe der Cherry-Plum-Themen sind Kontrolle und innerer Kampf. Wenn ich die Bachblüten-Essenzen vorstelle, verwende ich sehr häufig Cherry Plum als Beispiel für Bachs Beschreibung des Konflikts zwischen der Tagesordnung der Seele und der Persönlichkeit. Im kontrahierten Cherry-Plum-Zustand kreist der innere Konflikt des Individuums typischerweise um einen Zusammenprall zwischen moralischem Druck von außen (besonders seitens der Tagesordnungen von Familie und Stamm) und den Emotionen im Inneren.

Unter diesen Umständen erlebt das Individuum den Druck eines Umfeldes, das Ordnung und mentale Vernunft über die Emotionen des Seelenfeuers und das innere Glück stellt. Unter extremeren Bedingungen können Kräfte aus dem Umfeld emotionalen wie physischen Missbrauch bewirken; wir brauchen nur an die Beispiele einiger der starren kulturellen und religiösen Bezugsrahmen zu denken, die heute existieren. Der einzige Ausweg, der diesen Individuen bleibt, ist das innere „Dichtmachen". Zu den äußeren Merkmalen, die darauf schließen lassen, dass ein solcher Zustand eingetreten ist, gehören irrationale Hysterie, Temperamentsausbrüche und sogar psychotisches Verhalten. Anzeichen von Depression sind nicht ungewöhnlich, und manchmal an depressivem Verhalten zu erkennen – an Schlafmangel, Hoffnungslosigkeit oder gelegentlichen Wutausbrüchen.

Außerstande, zwischen der Absicht der Seele und den moralischen Erwartungen von außen zu unterscheiden, kann sich das Individuum fühlen, als ob es „aus den Nähten platzte". Laut Barnard hat der kontrahierte Cherry-Plum-Gemütszustand sehr viel mit Licht und Dunkel zu tun.[103] Wir erinnern uns an Bachs Worte: Das Heilmittel Cherry Plum „schenkt dem Leidenden geistige Kraft und Zuversicht" und nehmen es auf in unsere Erste-Hilfe-Ausrüstung für Kontraktionszustände im Bereich des ersten Chakras – für den Fall, dass wir hier den Ursprung unserer Stagnation vermuten.

103 Barnard, 2002, p.186

Der ideale Zugang ist – wie bei allen Chakras – eine Bestandsaufnahme unter der Fragestellung: „Wie geht es uns?" in Form einer
kontemplativen Innenschau, etwa einer Meditation. Wenn wir mit
dieser Methode nicht vertraut sind und anfangs Schwierigkeiten
bei der Durchführung haben, können wir immer auf den Körper
achten und darauf lauschen, was er uns wo zu sagen hat. Wenn
wir mit uns selbst aufrichtig sind, werden sich Hinweise zeigen, so
deutlich wie rote Warnlichter. Sobald wir diese Schlüssel erkennen
lernen, können wir Lösungen und die Heilmittel in Betracht ziehen,
die wir benötigen; dann können wir an unseren Lösungen arbeiten
voller *Hoffnung.*

KAPITEL 10

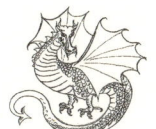

Persönliche Bestleistung – Wahl und Rückwirkung: Das zweite Chakra

Pine & Crab Apple – Frieden

Ein echter Schamane jedoch macht kein Geheimnis aus Wissen, das helfen und heilen kann. Die Schwierigkeit besteht nicht darin, Wissen geheimzuhalten, sondern die Menschen zu bewegen, es zu verstehen und zu gebrauchen. ... Weit verbreitetes Wissen hat tatsächlich mehr Macht als Geheimnisse, die unter Verschluss gehalten und ungenutzt bleiben. ... Die Heiligkeit des Wissens liegt nicht darin, dass es einigen wenigen vorbehalten ist, sondern in seiner Zugänglichkeit für viele. ... Schließlich erkennen Schamanen keine Hierarchie oder Autorität in Dingen des Geistes an. Wenn es überhaupt eine Gruppe von Menschen gibt, von der man sagen kann, dass sie spirituelle Demokratie praktizieren, so sind es die Schamanen dieser Welt.

SERGE KAHILI KING, *DER STADT-SCHAMANE*

Ob er sich dessen bewusst war oder nicht – und es ist zweifelhaft, dass er sich darüber bewusst Gedanken machte –, gehört Edward Bach gewiss in die Kategorie des schamanischen Heilers[104] sowie in die des Mystikers.

---

104 Schamanismus ist eine Tradition des Heilens, die in jeder größeren Kultur der Welt anzutreffen ist. Er reicht mindestens 50.000 Jahre zurück, erklärt Dr. Larry Dossey in seinem Artikel „When Stones Speak: Toward a Re-enchantment of the World" [„Wenn Steine sprechen. Auf dem Weg zu einer Wiederverzauberung der Welt"], in: *Alternative Therapies in Health and Medicine,* 2,4 (1996): 8-13, 97-103

In einer Gemeinschaft ist der Schamane der ganzheitliche Heiler, Geschichtenerzähler, Priester, Mystiker und Psychotherapeut – um nur wenige seiner/ihrer Rollen zu nennen. In Fragen von Krankheit und Tod konzentriert sich der Schamanismus auf die spirituellen Bereiche, in denen er tätig wird. Für den Schamanen gibt es drei Hauptgründe für Krankheit, zwei von ihnen sind der Verlust von Macht und der Verlust von Seele. Verlust von Macht bedeutet vor allem, dass das Krafttier oder der Geistführer, welcher das Individuum von der spirituellen Ebene aus beschützt hatte, nicht länger um ihn oder sie ist. Dieser Verlust der Macht kann sich manifestieren als „chronische Depression, chronische Suizid-Neigung und chronische Krankheit, da eine Person ihr Immunsystem nicht aufrechterhalten zu können scheint".[105]

Verlust von Seele oder „Seelenverlust" bedeutet für einen schamanischen Heiler, dass ein Stück von der Lebenskraft oder Vitalität des Individuums in den Raum der „nicht-ordentlichen Wirklichkeit" entkommen ist. Im typischen Fall ist eine solche Fragmentierung die Folge eines Traumas oder einer Bedrohung für das Individuum. Wenn eine Fragmentierung eintritt, wartet das fragliche Teilstück der Lebenskraft in Sicherheit auf den Schamanen, der die Zurückverbindung mit dem Körper durch ein Heilungsritual herbeiführt, das unter der Bezeichung „Seelen-Rückholung" bekannt ist. Die Psychologin und Autorin Jeanne Achterberg schreibt: „Seelenverlust gilt als der schwerwiegendste Befund [im Schamanismus] und wird als eine Ursache von Krankheit und Tod betrachtet. Doch in modernen Werken der westlichen Medizin wird er überhaupt nicht erwähnt.[106] Psychologen bezeichnen das schamanistische Konzept der „Fragmentation" mit dem Begriff „Dissoziation".

In Anbetracht des Umstandes, dass Bach ein reges Interesse an den Glaubensüberzeugungen und Traditionen anderer Kulturen hatte,

105 s. Sandra Ingerman, „Medicine for the Earth. Medicine for People", in: *Alternative Therapies in Health and Medicine* 9:6 (2003): pp.77-78
106 Cameron, *The Vein of Gold,* New York 1966, p.78

ist es möglich, dass er auch mit dem Thema des schamanischen Heilens in Berührung kam. Ob er die Grundzüge des Schamanismus eingehend studierte, ist jedoch zweifelhaft.[107] Interessant ist jedoch, dass Bach in seinen Schriften über die heilenden Kräfte der Blütenessenzen immer wieder erwähnt, dass sie uns Mut geben können, damit wir unsere Göttlichkeit erkennen – mit anderen Worten: sie ermächtigen uns. Darüber hinaus bezeichnete Bach die Dissoziation oder Trennung zwischen der Seele und der Persönlichkeit (was der Schamane als „Seelenverlust" wahrnimmt) als die fundamentale Ursache von Krankheit.[108] Wenn er auch andere Wörter gebrauchte, weist Bachs Denken über Krankheit und Heilung interessante Parallelen mit den Überlieferungen der Heiltraditionen im Schamanismus auf.

Es ist wohl zu bezweifeln, dass die Mehrheit von uns schamanistischen Traditionen anhängt oder sie praktiziert, doch ein gewisses Verständnis der Vorstellung von einem Machtverlust und einem Seelenverlust ist in unserem Zusammenhang wichtig. In unserer weiteren emotionalen Forschungs- und Ausgrabungsarbeit werden wir feststellen, dass ein Kontraktionszustand im Bereich des zweiten Chakras eine Beeinträchtigung unserer schöpferischen Kraft bedeutet. Je nach dem Ausmaß dieses Verlustes kann auch eine Seelen-Fragmentierung vorliegen. Das zweite Chakra ist die wichtigste Pforte für unsere Lebenskraft und alle Formen der Kreativität. Da jene Lebenskraft und unsere Kreativität untrennbar miteinander verbunden sind, können wir ferner davon ausgehen, dass jegliche Beeinträchtigung dieser Einheit einen starke Auswirkung auf jeden Fortschritt hat, den wir auf unserem spirituellen Pfad machen.

Weiterhin hat der Gesundheitszustand des zweiten Chakras einen

---

107 Eine der führenden Kapazitäten auf dem Gebiet des Schamanismus, Mircea Eliade, war Zeitgenosse Edward Bachs. Doch allem Anschein nach wurde Eliades ausführliches Werk zum Thema erst nach Bachs Tod publiziert. Möglicherweise hatte Bach einige von Eliades früheren Schriften zu den Themen Schamanismus und religiöse Philosophie kennengelernt.

108 Bach, *Gesammelte Werke*, S. 185

weitreichenden Einfluss auf die Aktivität oder Inaktivität der anderen Chakras. Im Zustand der Expansion ist das zweite Chakra ein kraftvolles Zentrum emotionaler und spiritueller Energie, welche unsere Macht der Wahl versorgt. Diese Expansion liefert uns auch die Einsicht, die wir aus unseren Entscheidungen gewonnen haben, die in jeder Beziehung in unserem Leben zum Tragen kommen. Wenn das zweite Chakra in einem Zustand der Expansion ist, verfügen wir über ungeschmälerte schöpferische Kraft. Gerät dieses Chakra jedoch in Kontraktion, so steht uns keine Macht der Wahl zur Verfügung. Wir sind in kritischem Maße geschwächt und emotional blockiert. In dieser Entkräftung führt unsere Angst vor dem Verlust der Kontrolle zu angestrengten Versuchen, unsere innere und unmittelbare äußere Umgebung *zu kontrollieren*. Ist das zweite Chakra geschlossen, kann die Lebenskraft aus dem Göttlichen nicht eintreten; dies führt zu Stagnation und Unberechenbarkeit im Funktionieren der übrigen sechs Zentren. Körperliche Probleme im Bereich der Sexualität oder Probleme mit unseren Fortpflanzungsorganen, wie Krebs der Prostata oder der Eierstöcke sowie Wechseljahresbeschwerden, Zysten und Myome, lassen alle auf einen gestörten Energiefluss in diesem Chakra schließen. Chronische Beschwerden im unteren Rückenabschnitt, Dickdarm und Hüften sind ebenfalls Anzeichen für eine Kontraktion des zweiten Chakras.

Darüber hinaus ist das zweite Chakra die „Müllhalde" im Unbewussten für alle unsere ungelösten Ängste im Zusammenhang mit Beziehungen. Laut Carolin Myss sind die Angst vor Verrat und Verlust primäre Themen innerhalb der vielfältigen Symptomatik eines gestörten zweiten Chakras. Sie können sich in einer Myriade von Szenarios manifestieren, die von Geld, Sex, Verlust von Macht, Verlust der Kontrolle, Vergewaltigung (emotional und körperlich) oder Verlassenwerden handeln können, um nur einige zu nennen.[109] Für das Geistwesen in der körperlichen Hülle ist das Gewebe unserer Emotionen und Gefühle ein komplexes Geflecht. Das Leben

---

109 Myss, *Chakren,* S. 175

im Körper ist schwierig. Beziehungen sind schwierig, und genau hier, in unserem zweiten Chakra, kommen unsere Seelenlektionen in den Bereichen Macht der Wahl und Beziehungen energetisch und spirituell zum Tragen.

Karmisch trägt wohl jeder von uns eine längere Geschichte des Verrats in sich. Doch wenn Verrat ein Hauptthema für uns ist, besonders im Bereich persönlicher Beziehungen, kann unser individuelles Verhalten zu dysfunktionellen Kontrollmustern führen. Innerlich erleben wir vielleicht leichte bis extreme Furcht, wenn wir fühlen, dass wir unsere Umgebung nicht unter Kontrolle haben. Äußerlich können wir Opfer der Angst vor Menschen oder, noch extremer, von Platzangst werden. Wer die Dynamik solcher Störungen erlebt, vermag kein normales Leben in der Gesellschaft zu führen und ist vielleicht gänzlich unfähig, soziale Kontakte zu pflegen. Menschen mit Platzangst können emotional derart gelähmt sein, dass sie nicht einmal mehr ihre Wohnung oder ihr Haus verlassen. Im Äußeren, aber am anderen Ende des Spektrums, überträgt sich ihre innere Angst vor Kontrollverlust in extremes Kontrollverhalten, das sich in der Interaktion mit allem und jedem in der Umgebung geradezu diktatorisch zeigt. Solches Verhalten führt leider oft zu Trennungen und möglicherweise in die Dissoziation – gewiss aber zu einer einsamen Existenz. Am Grunde des „Verratskomplexes" liegen emotionale Themen wie Schuld, Scham und die innere Botschaft der Selbstmissbilligung, die uns irrigerweise mitteilt, dass wir es nicht verdienen, eine Wahl zu haben. Es liegt auf der Hand: Wenn jemand in einem Zustand von Scham oder Schuld lebt, dann besteht wenig Hoffnung, den ersehnten Pfad der Seele zu finden oder zu manifestieren.

Wenn sie sich überkritisch anfühlen, lösen alle Umfeldfaktoren (wie Eltern, Partnerschaft, kulturelle und religiöse Rahmen, die Teil der Alltagswirklichkeit sind) Themen im Bereich des zweiten Chakras aus. Wie wir in Kapitel Drei bemerkten, ist die „heilige Anorexie" mancher Nonnen im Mittelalter ein perfektes Beispiel internalisierter Kontrollmuster innerhalb eines von außen extrem kontrollierenden religiösen Umfeldes. Im Kontext unserer Blüten-essenzen ist ein solches Verhalten ein reaktives „Auf-den-Putz-Hauen" im extrem kontrahierten Pine-Zustand. Gleichwohl sind die „Verrücktmacher" als Bestandteile der Lebensbedingungen oder des Umfeldes von unserer Seele „bestellt". Sie geben uns die Gelegenheit, Hindernisse zu überwinden, damit wir die Macht zurückholen können, die wir besitzen und über die wir verfügen sollen. Wenn wir in unseren Beziehungen ständig erleben, dass andere Menschen unsere Bedürfnisse ignorieren und unsere Träume erschüttert werden, dann fühlen wir uns *verraten*.

Aufgrund dieser Gefühle haben wir einen „eingebauten" inne-ren Warnmechanismus, der „rote Lampen" auslöst. Durch diese Erlebnisse sendet uns die Seele eine sehr starke Aufforderung: „Übernimm die Verantwortung!" Damit drängt sie uns, eine persön-liche Bestandsaufnahme zu machen und festzustellen, wodurch wir selbst zu den Beziehungen beigetragen haben, in denen wir ständig Enttäuschungen erleben. Mit einem zweiten Chakra im Zustand der Kontraktion ist eine objektive Bestandsaufnahme ein schwieriges Unterfangen, weil dieser Prozess zusätzliche Selbstablehnung und emotionale Belastungen ans Tageslicht bringen könnte, die wir ebenfalls untersuchen müssen, um zu bestimmen, wie wir hierzu gekommen sind.

An diesem Punkt könnte es ein näherliegender Zugang sein, unser körperliches Wohlbefinden zu prüfen. Wenn wir auf emoti-onaler oder mentaler Ebene nicht wahrnehmen, dass die Energie im zweiten Chakra kontrahiert ist, weiß unser Körper gewiss viele Möglichkeiten, uns Warnhinweise zu signalisieren. *Pine* und *Crab Apple* sind zwei Heilmittel im Repertoire der Bachblüten-Essenzen, die imstande sind, die individuelle Wahrnehmung auf bezwingende Weise von Schwächung auf Ermächtigung umzuschalten, selbst wenn unsere eigene Wahl nicht das erwartete Ergebnis brachte.

Ein blockierter Pine-Zustand spiegelt sich in schambedingten

Schuldgefühlen wider. Das Individuum empfindet sich selbst als unwürdig, weil es sich in seinem/ihrem Körper befindet. Der kontrahierte Pine-Gemütszustand oder -Persönlichkeitstyp fühlt sich und hält sich für unwürdig, seit dem ersten Tag in dieser Inkarnation. Menschen dieses Typs neigen zum Grübeln darüber, was sie getan haben oder was sie nicht getan haben, was sie hätten tun oder sagen oder unterlassen sollen. Individuen, die im zweiten Chakra blockiert sind und einen entsprechenden Pine-Zustand manifestieren, nehmen oft die Verantwortung für die Fehler anderer auf sich; „Es ist meine Schuld", ist ihre ständig – gedanklich und/oder laut – wiederholte Beteuerung.

Dass sich diese Individuen wiederholt als Opfer eines Verrats erleben, stärkt sie leider noch in ihrem Glauben. Belastet von Scham- und Schuldgefühlen meinen sie, die Ursache ihrer schlechten Erfahrungen sei immer bei ihnen selbst zu finden. Es ist zu bezweifeln, dass diese Einschätzung akkurat ist, aber sie bestimmt ihr Denken, deshalb können sie nie genug tun oder genug sagen. Mit anderen Worten, sie werden sich selbst „nie genug sein", und dieser Glaube führt zu weiteren Verhaltensstörungen.

Lassen wir Pine einen Moment beiseite und betrachten die Blütenessenz Crab Apple. Sie weist viele Ähnlichkeiten, aber auch sehr feine Unterschiede zum blockierten Pine-Zustand auf und hat unsere Wertschätzung verdient. Für Bach war Crab Apple das Heilmittel der „Reinigung".[110] Der eingeengte Gemütszustand ähnelt in so mancher Hinsicht dem eingeengten Pine-Zustand, bei einer Belastung des zweiten Chakras; beide haben mit Scham und Schuld zu tun. Die Schamgefühle bei Crab Apple manifestieren sich jedoch in dem Glauben, innerlich nicht rein genug zu sein. Der beengte Crab-Apple-Zustand geht also mit einem starken innerlichen Selbstekel einher.

Der eingeengte Crab-Apple-Zustand im Bereich des zweiten Chakras äußert sich gewöhnlich durch auffälliges Verhalten rund um die Reinlichkeit sowie in sexuellen Dysfunktionen, die sich in obsessi-

---

110 Bach, *Gesammelte Werke*, S. 79

vem Verhalten manifestieren können. Es ist nicht ungewöhnlich, dass
ein Individuum, das im eingeengten Crab-Apple-Zustand stecken
geblieben ist, auf irgendeine unbedeutende physische Unreinheit
(gewöhnlich der Haut) so stark fixiert ist, dass darüber ein ernstes
Gesundheitsproblem gänzlich übersehen wird. Wenn das zweite
Chakra eingeengt und das Heilmittel Crab Apple angezeigt ist,
hegt das Individuum den Glauben, es gebe irgendein Gift, das aus
dem Körper ausgeschieden werden müsse. Das Problem ist nur:
Solange die Einengung besteht, kann die Ausleitung niemals vollständig sein. Darüber hinaus bewirkt der Glaube an die Unreinheit
eine völlige Blockade gegen das Einfließen von spirituellem Licht
und Kreativität in dieses Chakra. Im Sexualleben kann sich diese
Einengung in Impotenz, Frigidität oder einem allgemeinen Glauben
manifestieren, sexueller Genuss sei „schmutzig" oder „sündig".

Paradoxerweise manifestieren sich die eingeengten Zustände
von sowohl Pine als auch Crab Apple häufig in dem Drang nach
Perfektion und überragender Leistung. Beispiele für extreme Formen finden wir vornehmlich im Verhalten von Menschen, die an
Essstörungen wie Anorexia nervosa und Bulimie leiden.[111]

Während Bach die Zwölf Heiler als Repräsentanten von Seelentypen und deren Lektionen betrachtete, erkannte er später, dass
die Zwölf Heiler auch Persönlichkeitstypen und vorübergehende
Gemütszustände repräsentierten; ich erwähnte es bereits in früheren
Kapiteln. Als ein Beispiel für diesen Zusammenhang zwischen allen
achtunddreißig Heilmitteln können wir einen Blick auf die eifernde
Kontraktion von Vervain und ihrer Beziehung zu dem obsessiven,
kontrollierenden Verhalten der kontrahierten Typen Pine und Crab
Apple werfen. Da die kontrahierten Zustände von Pine und Crab
Apple sich in ihrem Drang (immer mehr zu leisten) und in ihrer
Ängstlichkeit (die Kontrolle zu behalten) steigern, nehmen sie auch

---

111 Gaye Mack, „Exploring Implications of Treating Eating Disorders with
    Vibrational Medicine as an Integrative Therapy", 1999, DePaul University,
    Chicago, Illinois

den kontrahierten Zustand von Vervain an, der höchst eifernd und fanatisch sein kann. Der Unterschied ist hier, dass die *Wurzel* von Vervain Begeisterung ist, die *Wurzeln* von Pine und Crab Apple hingegen Schuld und Scham heißen. In der Kontraktion unterscheiden sich Pine- und Crab-Apple-Zustand in der Frage nach dem *Typ* von Schuld- und Schamgefühl. Bei Menschen im kontrahierten Pine-Zustand geht es darum, *was sie getan haben;* bei jenen im kontrahierten Crab-Apple-Zustand darum, *wer sie sind.* Häufig wird man jedoch beide Zustände gleichzeitig antreffen.

Es ist der Erwähnung wert, dass Bach vielleicht eine besondere Beziehung zu Pine hatte. Wir wissen von Nora Weeks, dass Bach die kontrahierten emotionalen Zustände von jedem einzelnen der letzten neunzehn Heilmittel kurz vor ihrer Entdeckung selbst erlebte. Darüber hinaus erfahren wir aus der gleichen Quelle, dass er drei Jahre lang mit einigen Schwierigkeiten in der Gießerei seines Vaters gearbeitet hatte, bevor er an diesen herantrat und ihm seinen Wunsch vortrug, ein Medizinstudium zu beginnen. Weeks berichtet, dass hinter dieser Verzögerung, bis er seinen tiefen Wunsch nach einem Medizinstudium zum Ausdruck brachte, das Gefühl stand, dass er seine Eltern nicht um die erforderliche finanzielle Unterstützung bitten könnte.[112] Warum hielt ihn das zurück? Julian Barnard spekuliert, dass Bach als ältester Sohn vielleicht dachte, er sollte in das Familienunternehmen eintreten. *Falls* dies zutraf und es ihm schwerfiel, sich von dieser Erwartung zu lösen, sind Aspekte von Walnut (s. Kapitel Neun) erkennbar. Hier jedoch scheinen wir zwischen den Zeilen von Bachs persönlicher Geschichte mehr zu finden. In *Heile dich selbst* setzt sich Bach mit der Frage der Elternschaft auseinander:

Die Einstellung der Eltern sollte deshalb ganz darauf ausgerichtet sein, dem kleinen Neuankömmling nach allerbestem Vermögen alles zu geben, was er geistig, gedanklich und körperlich an Geleit braucht. Die Eltern sollten immer im Sinne haben, dass das Men-

---

112 Weeks, *Edward Bach: Entdecker der Blütentherapie,* S. 18

*schlein eine individuelle Seele ist, auf die Erde herabgekommen,
um ihre eigenen Erfahrungen zu sammeln und auf eigene Weise
Wissen zu erwerben nach den Geboten ihres höheren Selbst, und
ihr deshalb so viel wie möglich Freiheit lassen für ihre ungehin-
derte Entfaltung.*[113]

Später scheint er seine Gedanken über das Thema Elternschaft
in *Befreie dich selbst* zu wiederholen, wo er in etwas kräftigerem
Tone sagt:

*So viele unterdrücken ihre eigentlichen Wünsche und sind immer
am falschen Platz: Auf Wunsch der Eltern wird der Sohn zum Anwalt,
ein Soldat, ein Geschäftsmann, während er selbst eigentlich von
Herzen gerne Zimmermann geworden wäre. ... Dieses Pflichtgefühl
ist dann ein falsches Pflichtgefühl und kein Dienst an der Welt; es
führt zu einem unglücklichen Leben, dessen größerer Teil vermutlich vergeudet wird, bevor sich der Fehler richtigstellen lässt.*[114]

Bach sprach in so vielen Worten das Thema des zweiten Chakras – Stärke durch Entscheidung – an; nicht weniger wichtig ist
unsere Fähigkeit, aus unseren Entscheidungen – wie auch immer
die Konsequenzen ausfallen – neue Lebensenergie zu gewinnen.
Bach selbst besaß einen sehr starken Drang, Aufgaben zu vollen-
den, der in mancher Hinsicht obsessiv war. Dieses Verhalten und
sein wiederkehrendes Thema von Entscheidungen im Leben und
auf dem Seelenpfad zeigen auch an, dass Pine und die Themen des
zweiten Chakras für ihn auf einer zutiefst persönlichen Ebene von
Bedeutung waren. Seine Veröffentlichungen waren für Bach ein
Mittel, durch welches er die Unzufriedenheit und Enttäuschungen
auf sichere Weise zum Ausdruck bringen konnte, die ein Teil seiner
eigenen Lebensgeschichte waren. Auch dies ruft uns subtil, aber
deutlich in Erinnerung, dass auch Edward Bach, der brillant Begabte
und Mystiker, wie jeder von uns, immer wieder von seinen eigenen,
persönlichen Drachen auf die Probe gestellt wurde.

---

113 Bach, *Gesammelte Werke*, S. 198
114 Bach, *Gesammelte Werke*, S. 145

Für uns Reisende auf dem Pfad ist es wichtig zu prüfen, wie wir unsere Entscheidungen treffen und welche Gründe jeweils hinter unserer Wahl stehen. Wir müssen im Sinne behalten, dass dies ein Thema des zweiten Chakras ist, und das zweite Chakra ist der Sitz unserer schöpferischen Energie. Einengungen dieses Chakras behindern den Fluss der Kreativität, doch wir können zu den Blütenessenzen Pine und Crab Apple greifen, die uns helfen. Während sie unsere Fähigkeit stärken, unsere emotionale Energie und Perspektive zu verändern, haben wir die Gelegenheit, unsere Macht der Wahl und die Stärke ihrer Rückwirkung zu entdecken. Sie befähigen uns, bei unserem Entscheiden einen inneren *Frieden* anzunehmen in dem Wissen, dass wir die Freiheit haben, unterschiedliche Entscheidungen zu treffen.

KAPITEL 11

Sonnenenergie: Das dritte Chakra

Larch, Willow, Holly – Freude

Keiner kann dich ohne dein Einverständnis dazu bringen,
dass du dich minderwertig fühlst.
ELEANOR ROOSEVELT

Mit dem dritten Chakra kommen wir zum letzten Zentrum des
unteren Dreiecks in unserer Chakra-Symbolik der gegeneinander
gekehrten Dreiecke. Dieses „letzte, aber nicht geringste" Chakra
ist in seiner Plazierung alles andere als unbedeutend, da unser Weg
in das obere Dreieck hinaufführt. Mit seinem Sitz im sogenannten Sonnengeflecht (Solarplexus) ist dieses Chakra der Ort der
inneren Beherrschung unserer *äußeren* Umgebung. Hier residiert
unser „Lebensfeuer". Dieses Feuer brauchen wir, um vorwärts
zu gelangen, wenn wir auf unserem Seelenpfad mit karmischen
Herausforderungen konfrontiert werden. Das dritte Chakra ist das
Zentrum der normalen Gefühle und Emotionen, in dem wir das
alltägliche Leben bewusst erleben – durch unsere Freuden, Wünsche, Wut, Ehrgeiz, Befürchtungen und/oder Ängste vor Versagen
und Verlust. Schließlich stellt dieses Zentrum den alchemistischen
Schmelztiegel oder die Vereinigung mit der gewachsenen Autorität
dar, die in unseren Zentren Eins und Zwei zu erlangen ist.

Wie ich in den Kapiteln Neun und Zehn darlegte, stehen die ersten
beiden Chakras für die Förderung gesunder Bande innerhalb des
größeren Kollektivs sowie für die Erkenntnis der Notwendigkeit, die
Macht der Wahl auszuüben, um dem von der Seele beabsichtigten
Pfad zu folgen. Es ist ferner wichtig, dass wir im Sinne behalten,

dass die Trennung von dem „Stamm" oder eine Distanzierung von seinen Prägungen manchmal notwendig ist, damit wir weiterkommen. Bei jeder Trennung werden wir gedrängt, unsere Macht der Wahl zu aktivieren; als individuelle Seelen sind wir dazu berechtigt.

Wie wir in Kapitel Sechs zeigten, glaubte Dr. Bach, dass jeder bei der Inkarnation in dieses Leben eine Seelenlektion mitbringt, die es zu transformieren gilt. Durch unsere Arbeiten an der Überwindung der Hindernisse oder Schwächen, um unsere jeweilige Lektion im Leben zu lernen, erhalten wir die Gelegenheit, die Vorzüge dieser Tugend auch anderen Menschen zu vermitteln. Die Intensität und Harmonie des Feuers in unserem dritten Chakra hängt davon ab, wie wir gelernt haben, die Gefühlsmuster der männlichen Kraft des ersten Chakras und der weiblichen schöpferischen Energie des zweiten Chakras auszugleichen. Unser Fortschritt im Sinne einer Expansion der ersten beiden Chakras ist von großer Bedeutung, weil dieser Erfolg eine direkte Auswirkung auf unsere Selbstwahrnehmung und damit auf die Beiträge hat, mit der wir uns wiederum in unsere äußere Umgebung und die Welt einbringen.

Wie bei jedem der Zentren stehen uns auch im dritten Chakra große Herausforderungen bevor. Zu den Themen des dritten Chakras gehören Empfindlichkeit gegenüber Kritik von außen, Schwächung durch andere, Mangel an Selbstachtung und die Unfähigkeit, der Stimme unserer Intuition zu vertrauen, die doch die Stimme unserer Seele ist. Damit ist unser Arbeit umrissen, und wir untersuchen nun, wie dieses Chakra sowohl die innere als auch die äußere Entwicklung fordert.

In Kapitel Vier begegneten wir dem Bild des „hungrigen Gespenstes", das der Psychologe Jack Kornfield beschrieb. Das hungrige Gespenst, das in jedem von uns haust, ist unser chronisches Wollen: Wenn wir nur mehr hätten, mehr tun könnten, mehr wären. Auf unserem mystischen Pfad entdecken wir, dass dieses Wollen unser solares Feuer auf positive oder auf negative Weise verstärken kann; das dritte Chakra ist der Austragungsort für den Widerstreit dieser

polaren Kräfte. Unsere emotionalen Erfahrungen mit unserer äußeren und inneren Umgebung reflektieren den Grad unseres Erfolges
oder Versagens in dieser Herausforderung. Die Frage lautet nun:
Wie manifestieren sich diese Reflexionen?

Die emotionale, physische und spirituelle Gesundheit dieses Zentrums spiegelt sich in der Sicherheit wider, die wir aufgrund unserer
Selbstachtung – oder deren Mangel – empfinden. Caroline Myss
beobachtet: „Niemand kommt mit einer gesunden Selbstachtung
auf die Welt. Wir müssen uns diese Eigenschaft im Prozess des
Lebens aneignen, während wir uns einer Herausforderung nach
der anderen stellen."[115]

Wir erinnern uns: Auf der spirituellen Ebene ziehen wir Beziehungen und Umstände in unser Leben an, die uns Gelegenheiten
geben, Kontraktionszustände in unseren Chakras in Expansions-
zustände zu verwandeln. Bei einer Kontraktion in unserem dritten
Zentrum ist unsere Selbstachtung reduziert, bei manchen Menschen
scheint sie gar nicht mehr zu existieren. Unter diesen Umständen finden wir einen Mangel an Selbstvertrauen ebenso wie eine
Beeinträchtigung der Fähigkeit zum Erfolg in der äußeren Welt.
Wir nehmen dies möglicherweise selbst nicht wahr, weil wir uns
leichter den Wünschen anderer fügen – in dem Glauben, sie seien
schlauer, erfahrener, hätten mehr Talent und Kreativität. Mit anderen Worten, wir meinen: *Die anderen sind mehr und ich selbst
bin unsichtbar.* Tatsächlich entsagen wir mit dieser Verschiebung
in unserer Wahrnehmung nicht nur unserer persönlichen Macht,
sondern auch unserer Göttlichkeit.

Doch dies ist nicht das einzige Anzeichen einer geschwäch-
ten Selbstachtung; wir können auch zum Angriff übergehen, voll
von feuriger, machtvoller Energie. Diese Energie kann Denk- und
Handlungsweisen von Arroganz, Einschüchterung, Selbstgerechtigkeit und missbrauchender Wut nähren – oder wir sind einfach
abscheulich überheblich. Gleichgültig welche der verschiedenen

115 Myss, *Chakren*, S. 226

Ausdrucksformen unsere geschwächte Selbstachtung annimmt, es geht immer darum, unsere giftigen Emotionen auf andere abzuladen. *Alle diese Verhaltensweisen maskieren eine tiefe Angst, „nicht zu sein",* und eine Furcht, wir seien dazu verdammt, von unserer Umgebung verschluckt zu werden. Darüber hinaus hindert uns die Kontraktion des dritten Chakras am Zugang zu unserer Intuition und blockiert die Botschaften unserer Seele, so dass sie nicht bis in unser Bewusstsein durchdringen. Sie verfälscht unsere Wahrnehmung. Durch die Linse unserer Überempfindlichkeit missverstehen wir harmlose Bemerkungen und Handlungen der Menschen in unserem Umfeld. Konstruktive Beobachtungen, Vorschläge, selbst unschuldigen Humor und normales Verhalten übersetzen wir in Kritik, die unseren selbst erklärten Mangel an Intelligenz und Fähigkeit aufs Korn nimmt. Damit fühlen wir uns auch durch die Außenwelt herabgesetzt und schützen unser Geheimnis, die geringe oder nichtexistente Selbstachtung, durch unangemessene Reaktionen.

Das Feuer eines kontrahierten dritten Chakras verstärkt die Flammen von Wut und Zorn, die in verbalen Entgleisungen oder Gegenbeschuldigungen Ausdruck finden, die wir anderen entgegenschleudern. In noch extremeren Reaktionen kann die Rachsucht sogar körperliche Gestalt annehmen. In jedem Falle dienen alle diese Reaktionen der Tarnung unserer Gefühle von Scham und Unzulänglichkeit. Doch solches Verhalten ist eine zweischneidige Sache; denn es verletzt – zumindest und gewiss jene, die unser Ziel werden. Doch es birgt auch die Möglichkeit, dass Beziehungen zerbrechen und schließlich auseinandergehen. Schlimmstenfalls ziehen wir von einer Begegnung zur nächsten weiter, lassen eine Spur der Beziehungsverwüstung hinter uns und begreifen nie wirklich, „was passiert ist". Tragisch ist dabei, dass diejenigen, auf die wir am negativsten reagieren – mit Arroganz, Einschüchterung, Selbstgerechtigkeit oder Missbrauch –, gerade die Menschen sind, welche unsere Seele auserwählt hatte, um uns zu helfen, unsere Selbstachtung und unser Selbstwertgefühl zu stärken.

Das dritte Chakra ist die Pforte, durch die wir gesunde oder ungesunde Energie aus unserer Umgebung aufnehmen – durch die wir
aber auch Energie verlieren können, die wir selbst brauchen, um das
Feuer unserer Seele zu entdecken und zu manifestieren. Wir sind
zwar Geist im Körper, aber gerade auf der physischen Ebene sind
die Auswirkungen einer Kontraktion des dritten Chakras enorm.
Da der Solarplexus das Gravitationszentrum unseres Körpers ist,
erweist sich eine Störung des Gleichgewichts in diesem Zentrum als
ein Risiko in beide Richtungen. Zu den körperlichen Manifestationen
gehören Probleme im Bereich von Dünndarm, Bauchraum, Leber,
Gallenblase, Nebennieren, Milz und mittlerer Teil des Rückens.[116]
    Aus der Perspektive der ayurvedischen Medizin[117] ist ...
    *der Darmtrakt im Zentrum des Organisationsplanes, der die
Funktionen des Menschen steuert. Er ist die Crux der Materie. Diese
Feststellung wird in anderen Traditionen bestätigt ... Es scheint
eine Art von Konsens darüber zu bestehen, dass die Gesundheit
hier verwurzelt ist und Krankheit hier ihren Ausgang hat.*[118]
    Für Ayurveda- und andere ganzheitlich arbeitende Behandler
ist der Zustand unserer Emotionen ein überaus wichtiger Aspekt
im Gesamtbild unserer Harmonie. Wenn unsere Emotionen – besonders im Bereich des dritten Chakras – nicht im Frieden sind,
geraten wir leicht in einen Zustand der Dysbiose, d.h. eine Störung
des Verdauungstraktes. Als Bakteriologe schrieb Edward Bach
wiederholt über die Notwendigkeit eines sauberen Darmtrakts.[119]
Vielleicht brachte ihn ein Studium östlicher Lehren dazu, sich diesem Glauben anzuschließen. Doch es ist nicht nur die Gesundheit
unseres Darmes, die durch eine Kontraktion im dritten Zentrum in
Gefahr gerät. Häufig hört man, dass die Leber der Sitz ungelösten
Ärgers sei, der hier weiter schwele, und dass wir dem Ärger durch
die Milz „Luft machten". Negative Emotionen ziehen Energie von

116 Myss, *Chakren,* S. 138
117 Ayurveda ist das uralte System ganzheitlicher Medizin indischen Ursprungs.
118 Ballantine, p.249
119 Barnard, 2002, p.229

unseren Nebennieren ab. Schließlich sind alle diese ungesunden Zustände Faktoren, die unser Immunsystem schwächen, einzeln und besonders in der Kombination. Ob wir strahlende Gesundheit zurückgewinnen oder nicht, hängt von ihrer Ausprägung und Schwere ab. Wenn wir die Signale und Botschaften unserer Seele von der geistigen Ebene ignorieren, wird uns das Göttliche auf die Knie zwingen – auf die einzige Art und Weise, die wir hier zu verstehen scheinen, nämlich über unseren Körper.

An dieser Stelle muss erwähnt werden, dass in vielen New-Age-Kreisen die Überzeugung verbreitet ist, dass Krankheit und Leiden eine Form von Bestrafung sei, die uns von der „geistigen Welt" auferlegt werde. Dieser Bestrafungsglaube steht in direktem Gegensatz zu Bachs Überzeugung und Schriften:

Unsere Stufe der Entwicklung spielt keine Rolle; ob wir Wilde sind oder Jünger des Geistes, hat keine Auswirkung auf unsere Gesundheit. Was aber zählt, ist – ganz gleich, wo wir uns auf unserem Weg befinden –, dass wir in Harmonie mit den Geboten unserer Seele leben … Während unseres hiesigen Aufenthaltes auf dem Wege zur Vollendung gibt es verschiedene Stufen … und Stufe für Stufe müssen wir im Laufe der Zeit hinter uns bringen. Manche Phasen mögen vergleichsweise einfach sein, andere äußerst schwierig, und dann passiert es, dass Krankheit dazukommt, weil wir in jenen schwierigen Abschnitten nachlassen, unserem geistigen Selbst zu folgen. So entsteht der Konflikt, der Krankheit schafft.[120]

Laut Bach ist Krankheit also nicht eine Strafe, sondern eine Botschaft, die uns signalisiert, dass wir nicht „zuhören".

Erinnern wir uns, dass die unterschiedlichen Kombinationsmöglichkeiten der achtunddreißig Heilmittel nach Hunderten von Millionen zählen, so ergibt sich klar, dass verschiedene Aspekte von jedem Heilmittel zur Behandlung bei Formen der Chakra-Kontraktion wirksam sind. Als Beispiel können wir Pine und Crab Apple im Zusammenhang mit dem „Scham"-Aspekt betrachten, der

---

120 Bach, *Gesammelte Werke*, S. 224-226

in diesem Zentrum angesiedelt ist. Die Blütenessenz Walnut wird traditionell verwendet, um den Solarplexus gegen unerwünschte Energie-Aufnahmen und -verluste schützen und versiegeln zu helfen. Es gibt noch drei weitere Heilmittel, die sich bei solchen Beschwerden als besonders nützlich erweisen, die wir bei einer Kontraktion im dritten Zentrum erleben können.

Die Blütenessenz *Larch* identifizierte Bach als das Heilmittel zum Thema Selbstachtung. Da der Mangel an Selbstachtung die zentrale Emotion ist, welche die Kontraktion in unserem dritten Chakra bewirkt, ist Larch ein äußerst wichtiges Mittel. Wir erinnern uns an Caroline Myss' Aussage: Selbstachtung ist nicht etwas, mit dem wir geboren werden, sondern etwas, das wir verdienen müssen. Die Kontraktion im dritten Chakra, die sich im negativen Larch-Zustand widerspiegelt, ist das Ergebnis von Lebens- und/oder Beziehungsschwierigkeiten. Ähnlich wie im Falle der Blütenessenzen Pine und Crab Apple, ist der negative Larch-Zustand möglicherweise die Folge langer Jahre, in denen die Person harte Kritik, Herabsetzung sowie einen Mangel an Ermutigung und Unterstützung erlitten hat. Das Individuum hat nur wenig Verlangen, aus sich herauszugehen oder sich in sein Umfeld einzubringen. Die innere Überzeugung sagt: Was ich auch probiere, es wird wohl scheitern. Bei einem extremen Mangel an Selbstvertrauen wird man es nicht einmal auf einen Versuch ankommen lassen, denn man *weiß,* dass man versagen wird. Larch als Bestandteil einer persönlichen Rezeptur [121] bewirkt eine Stärkung des Selbstvertrauens durch Veränderung der Wahrnehmung hin zu einer neuen Sichtweise: Jeder Mensch ist mit göttlichen Gaben gesegnet, die einzigartig und dazu vorgesehen sind, als Beitrag zum Wohle der Menschen in unserer Umgebung zu dienen. Außer einem Zugang zum Thema Selbstvertrauen als der zentralen Emotion bei einer Kontraktion im dritten Chakra benötigen wir auch Heilmittel, die uns bei der Überwindung jenes

---

121 s. Information über die Herstellung einer persönlichen Blütenessenzen-Kombination im Abschnitt „Praktisches" am Ende dieses Buches.

negativen Verhaltens unterstützen, durch welches wir unser Schamgefühl zum Ausdruck bringen.

Wie schön früher erwähnt, kann ungelöste Wut auf der körperlichen Ebene tödlich für uns sein – besonders in Angelegenheiten,
die mit der Leber zu tun haben. Dies erscheint sinnvoll, da die
Leber als Organ schließlich für die Entgiftung unseres Körpers
verantwortlich ist. Die ganzheitlich arbeitende Autorin Louise
Hay identifiziert Krebs allgemein als Manifestation einer lange
gehegten Verstimmung wie Groll, die von innen an uns zehrt.[122]
Aus einer „Chakra-Perspektive" erinnern uns beide bereits erwähnten Autorinnen – Myss und Hay – daran, dass die ganzheitliche Sicht ungelöste emotionale Angelegenheiten, die in einem
bestimmten Chakra „festsitzen", im Allgemeinen anhand des
Ortes einer Erkrankung identifiziert. Nach Dr. Bach ist *Willow* als
Heilmittel bei Groll, Bitterkeit und/oder Selbstmitleid angezeigt.
Im kontrahierten Gefühlszustand zeigt die Willow-Stimmung[123]
einige oder alle dieser Emotionen. Es ist typisch für Menschen im
kontrahierten Willow-Zustand, dass sie mit dem Zeigefinger des
Vorwurfs auf alles und jeden in ihrem Umfeld als den Ursprung
ihrer Probleme deuten. Die subtile Botschaft hinter diesem Zustand sagt uns, dass das Individuum sich seinen eigenen Beitrag
zu seiner Situation niemals „zu eigen macht". Diese Kontraktion
im dritten Chakra ist höchstwahrscheinlich eine Übertragung von
Kontraktions-Themen von Scham und Schuld aus dem zweiten
Chakra, was die Situation noch erschwert. Unfähig, die Energie
zu mobilisieren, die benötigt wird, um ihre angeschlagene Selbstachtung zu transformieren, können diese Menschen einfach nicht
zu dem Verständnis gelangen, dass sie durch Übernahme eines
gewissen Grades von Verantwortung für ihr Tun auf einen Weg
zur Stärkung ihrer Selbstachtung finden.

---

122 Hay, *Gesundheit für Körper und Seele,* S.25
123 Interessanterweise bezeichnete Bach Willow nicht auch als einen Persön-
    lichkeitstyp.

Vor mehreren Jahren hatte ich eine Klientin, die auch in psycho-
therapeutischer Behandlung war und einen kontrahierten Willow-
Zustand aufwies. Sie arbeitete als Krankenschwester in Teilzeit,
hatte zwei Kinder unter fünf Jahren und einen Mann, der ständig
auf Reisen war. Es war keine Frage, sie hatte eine Menge am Hals.
Über viele Monate arbeiteten die Therapeutin und ich mit verschiedenen Heilmittel-Kombinationen, um dieser Frau zu helfen,
die ihre obsessiv-zwanghafte Verhaltensweisen als eine Art von
Selbstmedikation gebrauchte.[124]

Oberflächlich betrachtet, äußerte die Klientin niemals Verstimmung oder Vorwürfe über ihre Situation, ganz im Gegenteil. Aufgewachsen in einem streng katholischen Elternhaus, trug sie ihre
Situation mit dem Anflug einer ergebenen Märtyrermiene. Erst als
sie mit ihrem dritten Kind schwanger wurde, begann sie, über ihre
Lage zu klagen, zu der sie ja offensichtlich beigetragen hatte, und
ich erkannte den kontrahierten Willow-Zustand. Ihre derzeitige
Blütenessenzen-Kombination setzte ich augenblicklich ab und
empfahl Willow allein. Als ein sehr gefügiges Individuum, begann
die Klientin sofort mit der Einnahme von Willow, und binnen
achtundvierzig Stunden rief sie ihre Therapeutin an und bekannte
unter Tränen, dass sie sich „die ganzen Jahre selbst sabotiert habe".

Interessanterweise hat der negative Willow-Zustand einen As-
pekt von gedanklicher Starrheit oder Widerstand an sich mit der
Weigerung, die Verantwortung für sich selbst zu übernehmen.
Das Heilmittel Willow fördert die Flexibilität – und damit die
Bereitwilligkeit, sich am eigenen Prozess zu beteiligen – und die
Wahrnehmung dafür, wie sich der Prozess in das Gesamtbild des
von der Seele vorgesehenen Weges fügt. An dieser Stelle ist es wich-
tig zu bemerken, dass die Blütenessenzen selten so rasch wirken,

---

124 Bach glaubte, dass die Harmonisierung unserer Emotionen nicht nur ein Heilmittel erforderte, sondern oft eine Kombination von Blütenessenzen. Entsprechend wechselt die Kombination, mit der eine Behandlung beginnen mag, mit
der Veränderung der Emotionen im Sinne ihrer Harmonisierung. Dieser Prozess wird in der Praxis oft als „Zwiebelschälen" bezeichnet.

wenn es sich um tiefsitzende Angelegenheiten handelt. In diesem Falle jedoch war ihr Elend unterbewusst wahrscheinlich so intensiv, dass die Klientin einen Punkt erreicht hatte, an dem sie bereit war, sich an der „Ausgrabungsarbeit" auf einer tieferen Ebene zu beteiligen. Somit wirkte Willow als Katalysator und half ihr zu der Erkenntnis, dass es großenteils ihr *eigenes* Handeln war, was ihrem Elend zugrunde lag. Mit der Hilfe ihrer Therapeutin und weiterer Essenzen-Kombinationen brachte sie die Bereitschaft auf, die Themen Schamgefühle und Entmachtung, die zur Kontraktion in ihrem zweiten Chakra geführt hatten, ebenfalls in Angriff zu nehmen.

Wie ich bereits bemerkte, werden die destruktiven Emotionen Wut und Zorn nicht immer unterdrückt. Wir sind leider Zeugen einer Explosion dieser Emotionen, die rund um den Globus auf schreckliche Weise Ausdruck finden. Diese stark dominierende „aggressive" Wut verdeckt die im kontrahierten dritten Chakra beeinträchtigte Selbstachtung. Wir müssen uns darüber im Klaren sein, dass sich dieser Typ von Wut immer auf gewaltsame, missbrauchende Weise äußert und eine deutliche Indikation für das Heilmittel *Holly* darstellt. Als Persönlichkeits- oder Gemütszustand ordnete Bach den *Holly*-Typ seiner Kategorie *Überempfindlich gegenüber Einflüssen und Ideen* zu. Das Verhalten des Individuums im kontrahierten Holly-Zustand ist sehr ernst, weil es alle Formen von Missbrauch zeigen kann. Ob er sich emotional oder physisch manifestiert, der Holly-Zustand ist immer heftig, es gibt nur graduelle Unterschiede. In der extremen Kontraktion ist Holly rachsüchtig, ja ganz versessen auf Rache. In der tragischen Wirklichkeit ist die Holly-"Persönlichkeit" sehr sensibel und hat selbst einiges an Missbrauch in ihrem derzeitigen Leben, in früheren Leben oder beidem erlitten. Dies bestätigt, was die Psychologie aus der Erfahrung mit Missbrauchsfällen weiß: Der Täter von heute ist häufig das Opfer von gestern. Diese Menschen haben oft keine Liebe erfahren, nur wenig oder gar keine Selbstachtung erlangt, und sie registrieren und merken sich zuverlässig jede Grausamkeit, die sie erlitten haben.

In ihrem Inneren ist ein intensives, ungesundes „Brennen", das sie dazu bringen kann, die Beherrschung zu verlieren und in einen Abwehr-Verhaltensmodus im Sinne von „Vergeltung" zu geraten. Bach schrieb, dass Menschen, die den negativen Holly-Zustand oder -Persönlichkeitstyp aufweisen, innerlich sehr viel leiden, „und dies oft, wenn es für ihr Unglücklichsein keinen echten Grund gibt."[125]

Diese Beobachtung Bachs vermittelt uns erneut, dass negative Emotionen eine Auswirkung auf unsere Wahrnehmung haben. Um es abermals hevorzuheben: Wenn wir die Energie negativer Emotionen erleben, fördert dieses Erleben eine Kontraktion in unseren Chakras. Gleichzeitig werden die Wahrnehmungen unserer Umgebung verzerrt und höchst inakkurat. Die Wirkung der Blütenessenzen trägt dazu bei, unsere Wahrnehmungen dergestalt zu verändern, dass wir nicht weiter Unwirkliches, sondern die Wirklichkeit um uns herum registrieren. Aufgrund der eigenen Geschichte des Missbrauchs – ob emotional, körperlich oder beides – hat das Individuum im kontrahierten Holly-Zustand die Wahrnehmung, dass es jedermann „nur auf mich abgesehen" habe. Wenn es nicht auf Mittel zurückgreift, die ihm helfen, diese Wahrnehmung zu neutralisieren, kann der Zustand nur eskalieren. Besteht der Zustand bereits in chronischer Form, lässt dies darauf schließen, dass das Individuum die Last einer sehr schwierigen Geschichte mit sich trägt; in solchen Fällen ist eine Form der Psychotherapie Notwendigkeit. Mit therapeutischer Hilfe und der Unterstützung durch die Blütenessenz Holly (und andere), wird die Wahrnehmung ausgeglichener und nähert sich der Wirklichkeit an. Im Laufe dieses Prozesses werden Menschen, die sehr zu kämpfen hatten, nun in die Lage versetzt, einen Schritt zurückzutreten und ihre Erfahrung mit klarem, realistischerem Blick zu betrachten. Gleichzeitig beginnt das dritte Chakra zu expandieren, die Selbstachtung nimmt zu, die Wahrnehmung ihres Seelenpfades wird *zu ihrer Wirklichkeit* und ihrer *Freude,* an der Welt teilzunehmen.

125 Bach, *Gesammelte Werke*, S. 75

Wir gehen nun weiter und wenden uns dem oberen Dreieck unserer Chakra-Symbolik zu, wo wir mit dem vierten Chakra, dem Chakra des Herzens, beginnen. Es kann nicht oft genug betont werden, dass die Arbeit an den kontrahierten Zuständen der ersten drei Chakras von entscheidender Bedeutung ist, ob wir es mit unserem Vorhaben, das Feuer unserer Seele zu entdecken, wirklich ernst meinen. Caroline Myss schreibt:

Wir wollen nicht nur „etwas wissen über" ... Reinkarnation, Meditation und spirituelle Ekstase, wir wollen sie auch „leben". Wir wollen Macht über diese spirituellen Lehren, um unser biologisches Gewebe zu aktivieren; wir wollen die Präsenz Gottes erleben, in unserem Körper und in unserem Geist. Wir wollen physischen Kontakt mit dem Göttlichen, und wir wollen die Ebene des Kontakts betreten, derer sich früher die Heiligen und Mystiker der großen Tradition erfreuten.[126]

Um dieses Ziel zu erreichen, um das Feuer unserer Seele zu entdecken, müssen wir zuerst ... „Holz hacken und Wasser tragen". Anders ausgedrückt, wir haben zu *arbeiten* an den weltlichen alltäglichen Aufgaben und Pflichten, die uns in Bewegung halten und gar nicht spektakulär sind. Dies verlangt von uns, präsent zu sein, achtzugeben, was ins uns vorgeht, und giftige Emotionen auszugraben. Dies alles sind notwendige Voraussetzungen für die Erfahrung von *Freude*. Und sie müssen erfüllt sein, bevor wir in die Äther aufsteigen können.

---

126 Myss, *Why People Don't Heal and How They Can*, pp.86-7 (dt. Ausg.: *Mut zur Heilung*)

KAPITEL 12

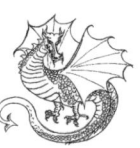

Am Scheideweg – der Zustand des Herzens: Das vierte Chakra

Beech, Honeysuckle, Star of Bethlehem – bedingungslose Liebe

Aus dem antiken Ägypten ist der Mythos überliefert, dass nach dem Tode das Herz des Verstorbenen vom Totengott Anubis gegen die Feder der Göttin Maat gewogen wird. Falls das Herz infolge schlechter Gedanken und Taten schwer ist, überwiegt es die Feder – und die Seele fällt der Schattenwelt zu. Wenn aber die Waagschalen ausgeglichen sind, so zeigt dies, dass das Herz des Verstorbenen reiner Absicht war und der Mensch selbst im Leben gerecht und ehrbar gewesen ist. Er wird von dem Gott Osiris willkommen geheißen und darf in das heilige Land eintreten.

In Kapitel Eins gebrauchten wir bereits das Bild des Menschen, der auf einem Bahnsteig steht und auf den spirituellen Zug wartet. Dieser Bahnsteig ist der Ort, von dem aus wir die kontrahierten Gefühlsmuster betrachtet haben, beginnend mit dem Wurzel-Chakra, weiter über das Kreuzbein- und dann zum Solarplexus-Chakra. Hier bietet sich uns ein Blick auf die karmischen Hindernisse und emotionalen Drachen, welche die Macht haben, uns emotional fest- oder „gefangen" zu halten. Diese emotionalen Hindernisse und Drachen mögen wohl einschüchternd sein, doch wir erforschten die Möglichkeiten von Expansion und Wachstum, die uns dank der Hilfe mehrerer Blütenessenzen zugänglich werden.

Nun befinden wir uns auf dem nämlichen Bahnsteig und stehen vor einer Entscheidung. Selbst wenn wir uns den Drachen der unteren Zentren zu stellen vermochten, ergibt sich die Frage: Haben wir den Mut, die Arbeit zu vollbringen, die für die Expansion in den unteren drei Chakras erforderlich ist? Die Antwort auf diese Frage ist der Schlüssel zur Qualität unseres Prozesses. Die emotionale Ausgrabungsarbeit in unseren unteren drei Zentren *ist eine unverzichtbare Voraussetzung, wenn wir den spirituellen Zug besteigen wollen, der uns auf dem Pfad der Entdeckung des Feuers und der Bestimmung unserer Seele weiterbringen wird.* Die Gefühlsmuster unserer unteren drei Zentren gehören der äußeren Welt an. Doch wenn es uns gelingt, die kontrahierten Muster dieser Zentren zu verändern, gewinnen wir eine kostbare Gelegenheit, aus dem Weltlichen zur Weisheit unseres spirituellen Herzens zu reisen und – mit den Worten Edward Bachs – zu der Weisheit des „Buddha und anderer großer Meister, die von Zeit zu Zeit auf die Erde kamen, um dem Menschen den Weg zur Vollendung zu zeigen". Zuerst müssen wir jedoch entscheiden, welches Gefühlsmuster das Modell für unser Voranschreiten auf unserem mystischen Pfad sein wird. Wird es das Bewusstsein von Einengung sein, das unsere unteren drei Chakras bergen, oder wird es ein Bewusstsein der Expansion in diesen Zentren sein?

Dieses Dilemma bringt uns zurück auf unseren spirituellen Bahnsteig, wo wir uns in Kapitel Eins schon befanden. Sind wir willens, samt unserem karmischen Gepäck an Bord zu gehen, um das Feuer unserer Seele zu entdecken? Wir haben vielleicht erkannt, welche Arbeit für das Wachstum der Seele notwendig ist, und nun hören wir eine kleine Stimme, die uns einflüstert: „Dieser Bahnsteig ist ein Ort der Sicherheit. Hier muss ich mich nicht verpflichten, irgendeine neue emotionale Arbeit zu verrichten." Wie gesagt: Hier begegnen wir unserem „inneren Verrücktmacher" von Angesicht zu Angesicht – und dem wiederkehrenden Thema *Entscheidung.* Wir haben die Wahl.

Wie ich in den vorangegangenen Kapiteln bereits dargelegt habe, hat unsere Seele eine Tagesordnung, einen Plan für uns, wenn wir in dieses Leben inkarnieren. In diesem Lebensplan steht die Herausforderung an uns, bedingungslos lieben zu lernen. Bei der Betrachtung des oberen Dreiecks unserer Chakra-Symbolik stellen wir zu unserer großen Überraschung fest, dass unsere Emotionen die Fahrkarte für den spirituellen Zug sind, das Herz ist der Bahnwärter. Damit sind wir zum Kern und Herzen dessen gekommen, was zählt – zum vierten Chakra, das unser Gleichgewicht zwischen Körper (darunter) und Geist (darüber) repräsentiert. Mit anderen Worten: „Das Herz" spielt in allen physischen, emotionalen und spirituellen Dingen eine zentrale Rolle. Auf der physischen Ebene ist unser Herz dafür verantwortlich, uns in unserem Körper am Leben zu erhalten. Wenn unser Herz versagt, dann fällt auch unser Körper aus. Spirituell repräsentiert das Herz den Sitz unserer inneren Weisheit; es ist unser spiritueller Anker und Protokollführer. Doch der Zugang zu diesem Zentrum – und zu unserem Seelenpfad – ist nicht leicht, und oft ist es ein Kampf, ihn zu erlangen.

Die lebhafte emotionale und spirituelle Energie bedingungsloser Liebe unseres Herz-Chakras hält uns geborgen, wenn wir die Taufe in den vier Elementen durch die emotionalen Drachen erleben, die in Kapitel Vier besprochen wurden. Als Protokollführer bewahrt es die Erinnerungen an die Freuden, das Vergnügen und die Momente des Glücks, die wir erleben. Aber es birgt auch die Aufzeichnungen von den Kümmernissen, Verletzungen und Traurigkeiten, die uns direkt zurück und hinab in die Kontraktion jener Drachen katapultieren können, die in den unteren drei Zentren wohnen. Wir haben die Wahl, wo *wir* „leben" werden.

Wir müssen im Sinn behalten: Ganz gleich wie ausführlich wir uns dem heiligen Einkaufen und Sammeln gewidmet haben und es immer noch tun – um wirklich unseren mystischen Pfad zu beschreiten, müssen wir den Weg von den unteren drei Chakras in das Herz-Chakra gehen. Mit anderen Worten, es geht nicht nur darum, dass wir uns sagen: „In Ordnung, wenn ich daran denke, bedingungslos zu lieben, dann lebe ich es auch; aber ich brauche mich nicht mit all diesem unangenehmen emotionalen Zeug abzugeben." Die Versuchung, *unsere Arbeit* zu intellektualisieren, ist ohne jeden Zweifel die „Venusfliegenfalle" auf unserem mystischen Pfad.[127]

Ein *cave!* („Hüte dich!") steht vor jeder Gelegenheit auf unserem Weg, eine intellektuelle Route zu nutzen, um „spirituell" zu werden; das Maß der Herzensweisheit nämlich ist proportional zu dem expandierten oder kontrahierten Zustand jedes der unteren Chakras. Je nachdem, wie ausgeglichen diese Chakras sind, expandiert das Herz-Chakra – was sich wiederum auf das weitere Wachstum der oberen Chakras auswirkt. Das Herz ist „das Zentrum, in dem wir lernen, all die widerstreitenden Elemente in unserer Natur zu harmonisieren – alle Konflikte von Denken oder Fühlen".[128] Hier lernen wir die Lektion des Wassermann-Zeitalters, die Lektion der universellen Geschwisterlichkeit. Diese Lektion ist zu *fühlen,* nicht zu *denken.* Das Herz-Chakra als der Türhüter wird vom Zustand der anderen Zentren beeinflusst. Umgekehrt beeinflusst das Herz-Chakra auch den Zustand der anderen Zentren. Wenn das Herz-Chakra kontrahiert ist, so hat dies eine direkte, ebenfalls kontrahierende Auswirkung sowohl auf die Zentren „darunter" als auch auf die Zentren „darüber". Ist das Herz-Chakra geöffnet, *unterstützt* es die Expansion auch der anderen Zentren. Ähnlich wie in dem Bild von dem blitzschnell beweglichen Quecksilber, das wir in Kapitel Sieben verwendeten, gibt es einen ständigen Fluss und Austausch der Energie nach oben und unten, expandierend und kontrahierend.

Die Aufforderung „Hör gut zu, wenn dein Herz spricht", ist ein kluger Rat, denn anders zu handeln, führt zu emotionalen und körperlichen Verdauungsstörungen. Im kontrahierten Zustand ist das

---

127 Die zu einer runden Rosette weit geöffneten Blätter der Venusfliegenfalle tragen am Rand einen Kranz von Fühlborsten. Sobald diese Härchen berührt oder erschüttert werden, klappt das Blatt entlang der mittleren Rippe zusammen – eine Falle für Insekten.

128 Hodgson, *Stars and Chakras,* p.134

Herz-Chakra die „Müllhalde" im Unbewussten für die toxischen Emotionen aus den drei unteren Zentren: Wut, Zorn, Misstrauen, Einsamkeit, Hass, Groll und Bitterkeit, um nur einige zu nennen.

Es wurden schon Bücher über die Funktionsstörungen im Bereich dieses Chakras geschrieben, am Grunde all dieser schwierigen Emotionen liegt jedoch Trauer. Trauer empfinden wir über einen Verlust. Aus spiritueller Perspektive entstand unsere Ur-Trauer durch die Trennung von unserer Göttlichkeit. Die Menschlichkeit der Emotionen, mit denen wir zu kämpfen haben, ist ein Teil des notwendigen Vorgangs unserer Rückverbindung zur göttlichen Wirklichkeit oder zu unserem höheren Selbst. Trauer ist immer eine emotionale Herausforderung, doch es fällt uns schwer zu begreifen, dass sie ein Teil unseres Expansionsprozesses ist. Wenn wir „in Trauer" sind, befinden wir uns in einem sehr schmerzlichen Prozess; *wir sind darin,* wie eine mir befreundete Therapeutin sagte. Zudem ist es ein Zustand, der sich so kontrahiert *anfühlt,* dass wir uns gar nicht vorstellen können, jemals wieder „auf der anderen Seite" daraus hervorzugehen. Der einzige Weg jedoch ist *durch die Trauer.* Um auf unserem mystischen Pfad also vorwärts zu gelangen, müssen wir bereit sein, unsere Trauer anzunehmen und dann den Willen zu haben, sie ehrlich loszulassen, anstatt an ihr hängen zu bleiben und sie als Vorwand zu gebrauchen, den für uns vorgesehenen Pfad nicht zu beschreiten. Die Trauer ist ein machtvoller Botschafter für uns. Sie teilt uns mit, dass es einen Verlust gibt. Doch wenn wir den Prozess der Trauer respektieren und ihn durchschreiten, dann wird die Trauer zu einem spirituellen Botschafter. Sie teilt uns mit, dass uns das Universum mit einer Fülle neuer Möglichkeiten und Gelegenheiten erwartet – und dann kommt die *Expansion!*

Emotionen, die mit dem Trauervorgang in Zusammenhang stehen, manifestieren sich auf machtvolle Weise; leicht können sie sich im Körperlichen auswirken. In unserer Trauer stecken zu bleiben, kostet also einen hohen Preis, sowohl emotional als auch physisch. Als

Funktionsstörungen im Bereich des Herz-Chakras nennt Caroline Myss jegliche körperlichen Krankheitszeichen, welche die Lungen, Brüste, Zwerchfell und natürlich das Herz selbst betreffen. Herzinsuffizienz, Herzinfarkt, Allergien, Lungenentzündung, Bronchitis und Brustkrebs[129] sind Hinweise auf Kontraktionen im Bereich dieses Chakras – aber auch emotionale Aspekte, die wir mit Begriffen wie „herzlos", „herzzerreißend", „gebrochenem Herzen" usw. treffend bezeichnen.

In den Kapiteln Zehn und Elf widmeten wir uns den emotionalen Bildern der Blütenessenzen Pine, Crab Apple, Willow, Holly und Larch; die heilende Dynamik dieser Mittel können wir auch für die Arbeit mit Angelegenheiten des Herz-Chakras in Betracht ziehen. Diese Möglichkeit belegt von neuem die Anpassungsfähigkeit der achtunddreißig Heilmittel von Dr. Bach – doch wir werden uns nun mit zwei weiteren Blütenessenzen beschäftigen.

Wenn ich in Vorträgen über das Heilmittel *Beech* spreche, beschreibe ich die emotionale Kontraktion der Beech-Persönlichkeit oder des Beech-Gemütszustandes mit einem Hinweis auf eine Wortähnlichkeit im amerikanischen Englisch: beech [gespr. bietsch] = die Buche, bitch [gespr. bitsch] = die Meckerei. Damit verrate ich bereits, was dieser Persönlichkeitstyp oder Gemütszustand tut – er „meckert". In diesem Zustand nimmt die Beech-Persönlichkeit ihre äußere Umgebung als unentschuldbar unvollkommen wahr. Sie erlebt ihre Umgebung gewissermaßen als das Unwirkliche der Wirklichkeit. Diese verzerrte Wahrnehmung führt zu einem Verhalten, das urteilt sowie intolerant und höchst kritisch gegen jeden und alles in der Umgebung ist. Beech registriert jeden Verstoß, der gegen sie gerichtet ist, auf eine Weise, die wir ähnlich vom kontrahierten Holly-Zustand kennen.

Die eingeengte Wahrnehmung der Beech-Persönlichkeit bewirkt, dass diese durch eigene Einschränkungen auch ihr Leben, ihr Handeln und ihre Beziehungen beeinträchtigt. Sie sucht bei ande-

---

129 Myss, *Chakren*, S. 138

ren Genauigkeit und Perfektion in einem Maße, die unrealistisch sind, und so isoliert sie sich auf eine Weise, die schließlich eine selbstzerstörerische Dynamik zeigt. „Wenn sich doch die Welt und jeder Mensch daran halten würden, wie es sein *sollte*", ist die Wunschvorstellung des kontrahierten Beech-Zustandes. Hier finden wir auch Hinweise auf die kontrahierten Themen des dritten Chakras. Wenn wir glauben, selbst keinen Wert zu besitzen, ist es uns unmöglich, den Wert in anderen anzuerkennen und zu respektieren; entweder ist unser Schamgefühl zu stark oder wir sehen einfach nicht den Wert im anderen.

Außerstande, ihre Wahrnehmung von Unvollkommenheiten zu reduzieren und zu erkennen, was tatsächlich großartig und herrlich ist, kann diese eingeengte Sichtweise den Zustand des Herzens beeinträchtigen und schließlich Erkrankungen einladen. Die Parallele zwischen einer Einengung der Wahrnehmung und der Verengung der Herzkranzgefäße, die das Herz selbst mit Blut versorgen, ist nicht zu übersehen; das Blut ist der Träger der Lebenskraft auf der körperlichen Ebene.

Die positive Energie oder Schwingung der Blütenessenz Beech wirkt dagegen als Katalysator und hilft dem Menschen bei einer Veränderung seiner Sichtweise. Beech transformiert die kontrahierte Wahrnehmung des Urteilens und der Intoleranz, unterstützt die Expansion des Herz-Chakras und damit auch die Expansion der unteren Zentren. Wir erinnern uns, dass auf unserem mystischen Pfad *alles* miteinander verbunden ist; was das eine Chakra beeinflusst, das beeinflusst alle Chakras. Bach schrieb über den Beech-Gemütszustand in der Kontraktion:

Es liegt auf der Hand, dass keiner von uns in der Position ist, ein Urteil zu sprechen oder Kritik zu üben, denn selbst der Klügste unter uns sieht und kennt nur den geringsten Bruchteil des großen Planes aller Dinge, und da wir so wenig wissen, vermögen wir nicht zu beurteilen, wie der große Plan sich entfalten wird.[130]

130 Chancellor, *Das große Handbuch der Bachblüten*, S. 51

Die Trauer ist eine schwierige Emotion, doch auch ein notwendiger Teil des menschlichen Erlebens im Seelenwachstum. Trauer ist *die* Emotion, die uns zu *fühlen* lehrt. Dies bedeutet nicht, dass wir uns bei dieser Lektion wohlfühlen. Die meisten werden das nicht tun. Wir sind uns auch nicht immer bewusst, dass wir *in Trauer* sind oder gerade trauern. Der Zustand des Trauerns ist uns am vertrautesten in der Form intensiver Traurigkeit, die uns nach einem Verlust überwältigt und sowohl anderen als auch uns selbst wiederholt mitteilt, dass wir „trauern". „In Trauer" zu sein, ist hingegen ein viel längerer Prozess. Wer „in Trauer" ist, ist sich dessen vielleicht gar nicht bewusst. Außer der realen Traurigkeit, die wir mit dem Begriff Trauer assoziieren, können Verhaltensformen wie Wut, Zorn und leichte bis tiefste Depression, Essstörungen, sexuelle Funktionsstörungen oder Schlafstörungen einen Zustand der Trauer anzeigen. Selbst wenn es uns nicht möglich ist, diese Emotionen als einen Teil dieses Trauerprozesses zu erkennen, *wissen* wir, dass es uns auf irgendeiner Ebene wehtut.

Unter den achtunddreißig Blütenessenzen von Dr. Bach gibt es mehrere, die wohl geeignet sind, mit Aspekten der Trauer zu arbeiten, zwei jedoch sind in diesem Zusammenhang von besonderer Bedeutung: *Honeysuckle* und *Star of Bethlehem*.

Traditionell assoziieren wir Honeysuckle mit dem Gemütszustand, in welchem das Individuum nicht aus der Vergangenheit hervorkommen kann. Mit anderen Worten, man sehnt sich vielleicht zurück – was auch eine Form der Trauer ist –, oder nach jemandem, der schon hinübergegangen ist, und man ruft sich nur angenehme Erinnerungen in den Sinn, die heute viel tröstlicher wirken, als sie *tatsächlich* waren oder wie die Wirklichkeit heute ist. Dieser Gemütszustand breitet sich gewöhnlich aus, wenn wir älter werden. Sätze wie „Ich erinnere mich noch, wie …", „Früher war alles besser", „Ich weiß nicht, was mit der Welt geschehen ist, früher war es doch nicht so" … sind Anzeichen eines kontrahierten Honeysuckle-Zustandes.

Doch es gibt auch eine andere Färbung dieser Stimmung; sie hat
mit emotionalen Verletzungen und der Trauer zu tun, die sie nach
sich ziehen. Vor einigen Jahren hörte ich von einer Psychotherapeu-
tin, dass emotionale Verletzungen ihrer Meinung nach viel tiefer
reichten als körperliche Wunden. Physische Wunden, fuhr sie fort,
können heilen; die emotionalen Verletzungen aber begleiten uns oft
durch das ganze Leben – und sogar ins nächste.

Weiter oben erwähnte ich bereits, wie Caroline Myss die Haltung nennt, die uns in unserer Vergangenheit festhält: „Verweilen
in unserem Verletztsein". Sie schreibt: „Ich bin davon überzeugt:
Wenn wir uns selbst anhand unserer Verletzungen definieren,
belasten und verlieren wir unsere physische und spirituelle Energie und öffnen uns dem Risiko von Erkrankung."[131] In unserem
Verletztsein kämpfen wir mit den emotionalen Wunden, die uns
in der Vergangenheit geschlagen wurden. Während wir uns der
Verletzung, die zur Kontraktion in den unteren – bisher besprochenen – Chakras führt, vielleicht nicht bewusst sind, nehmen wir
die emotionalen Wunden, die uns getroffen haben, deutlich wahr
– wie den sprichwörtlichen Pfeil, der uns geradewegs ins Herz
traf. Beziehungsverletzungen aus unserer Herkunftsfamilie ebenso
wie andere Beziehungsprobleme passen zu Myss' Worten über das
Verletztsein. Doch wir können auch auf andere Weisen emotionale
Verletzungen davontragen, zum Beispiel im Zusammenhang mit der
Enttäuschung von Erwartungen, die nicht Wirklichkeit geworden
sind. Der Verletzungen selbst sind wir uns meist nur bis zu einem
gewissen Grade bewusst, gewöhnlich im Rahmen von Erinnerungen an die Situation. Doch wir wissen, dass wir verletzt worden
sind, und die Erinnerungen wiederholen sich wie ein Abschnitt
von einer fehlerhaften Schallplatte. Sie können sich ununterbro-
chen in unserem Bewusstsein abspielen, so dass es uns in unserer
Trauer sehr schwerfällt, sie loszulassen und weiterzugehen. Im

---

131 Myss, *Why People Don't Heal and How They Can*, p.6 (dt. Ausg.: *Mut zur
    Heilung*)

kontrahierten Honeysuckle-Zustand erwarten wir ohnehin kein Gefühl des Glücks, niemals.

Die Blütenessenz Honeysuckle wirkt in mancher Hinsicht wie Walnut. Walnut hilft uns, die Fesseln zu zerreißen, die uns am Weiterkommen auf unserem Weg hindern. Honeysuckle hilft uns, in die Gegenwart zu finden, so dass wir all das nutzen können, was sie uns zu bieten hat. Dann können wir voranschreiten, wie es dem Plan unserer Seele entspricht. Bach schrieb über Honeysuckle: „Diese Arznei soll alle Gedanken des Bedauerns und Kummers über die Vergangenheit aus dem Gemüt nehmen, allen Einflüssen, allen Wünschen und Sehnsüchten der Vergangenheit entgegenwirken und uns zurück in die Gegenwart bringen."[132]

Wenn es ein Heilmittel gibt, das auf besondere Weise die Göttlichkeit repräsentiert, die in jeder der Blütenessenzen zu finden ist, so ist dies "Star of Bethlehem" – laut Bach *der* „Tröster und Linderer von Schmerz und Kummer".[133] Könnte es ein besseres Heilmittel für ein beengtes Herz-Chakra geben? Traditionell geben wir Star of Bethlehem bei Schock, Trauma und Trauer; diese Essenz scheint zu helfen, uns von den Verletzungen zu lösen, die uns die tiefsten Schmerzen zufügen. Körperliche Traumata heilen – aber wir sind Geist im Körper, und die Wunden, die emotionale Wurzeln in uns geschlagen haben, verursachen unsere tiefste Trauer. Diese Wunden sprechen besonders gut auf Star of Bethlehem an, die göttlich heilsame Blütenessenz. Auf der spirituellen Ebene repräsentiert die Blume Star of Bethlehem (Goldiger Milchstern) ein ausgewogenes Bild von sechs perfekten weißen Blütenblättern, die uns an den spirituell bedeutsamen sechszackigen Stern aus zwei in vollendetem Gleichmaß gegenüberstehenden Dreiecken erinnern, an den Satz „wie oben, so unten" und an die Kulmination aller Farben des Spektrums. In meiner Praxis habe ich gehört, wie dieses Mittel als „höchster Heiler aller Wunden" und „die Göttliche-Mutter-Essenz"

---

132 Chancellor, *Das große Handbuch der Bachblüten*, S. 127
133 Chancellor, *Das große Handbuch der Bachblüten*, S. 207

bezeichnet wurde – kurzum, es ist wahrlich *das* Heilmittel für ein Herz in Not.

Es ist von größter Bedeutung, dass wir auf unserem mystischen Pfad im Sinne behalten, dass unser Wille zur Heilung der Weg zum Feuer unserer Seele ist. Dieses Feuer liegt in unserem spirituellen Herzen. Ein weiterer Schlüssel dahin ist unsere Fähigkeit, Vergebung anzunehmen und zu üben – uns selbst zu vergeben und anderen. Damit wir diese Vergebungsbereitschaft in unserem Inneren finden, müssen wir erst unsere selbst auferlegten Schuld- und Schamgefühle aufgeben, die sich in den kontrahierten Aspekten der Wurzel-, Kreuzbein- und Solarplexus-Chakras widerspiegeln. Bevor wir uns nicht die Erlaubnis geben können, einen anderen Weg einzuschlagen und zu verfolgen als unsere Familie oder unser Stamm, unsere Entscheidungen selbst zu fällen und in unserem jeweiligen Umfeld zu uns zu stehen, können wir unsere Vergebung nicht auf andere Menschen ausdehnen. Wenn wir uns unsere Freiheit, Entscheidung und Erlaubnis jedoch gegeben haben, können wir auch anderen besser vergeben, die uns auf irgendeine Weise verletzt haben. Darüber hinaus gleichen wir karmische Schuld aus, was notwendig ist, um auf unserem mystischen Pfad voranzuschreiten. In seinem Buch *A Path with Heart* erklärt Jack Kornfield Vergebung als …

Eines der größten Geschenke des geistigen Lebens. Sie ermöglicht uns, frei zu werden von dem Kummer der Vergangenheit … Vergebung heißt keinesfalls, schädliche Handlungen zu rechtfertigen oder zu billigen … Vergebung ist einfach ein Akt des Herzens: Wie sehr du auch unter den bösen Taten gelitten hast und sie verdammst, du wirst nicht einen anderen Menschen aus deinem Herzen ausschließen.[134]

Dann, und erst dann, werden wir die Frage stellen können: „Habe ich genug geliebt – *bedingungslos?* ", und eine Antwort erhalten, die in den tiefsten Ebenen unseres Bewusstseins widerhallt.

---

134 Kornfield, pp.284-285 (dt. Ausg.: *Geh den Weg des Herzens*)

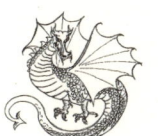

KAPITEL 13

Sprich laut, auch wenn die Knie dir zittern: Das fünfte Chakra

Agrimony, Cerato, Larch, Chestnut Bud – Weisheit

„Wie wird man ein Schmetterling?", fragte sie.
„Du musst so sehr fliegen wollen, dass du bereit bist,
deine Existenz als Raupe dafür aufzugeben."
TRINA PAULUS, *HOFFNUNG FÜR DIE BLUMEN*

Der gesprochene und der gehörte Ton ist das energetische Element unseres fünften Zentrums, des Kehl-Chakras. Wenn wir die emotionalen Muster in den bisher besprochenen Chakras betrachten, stellen wir fest, dass wir in jedem auf Aspekte von Wahl, Auswahl und Entscheidung stoßen. In unserem ersten Zentrum, dem Wurzel-Chakra, ging es um die Frage, wer die Entscheidungen für uns trifft. Ist es unser Stamm, unsere Familie oder bestimmen wir selbst die Richtung, die wir einschlagen werden? Im Zusammenhang von Kreuzbein- und Solarplexus-Zentrum erfuhren wir, dass unsere Entscheidungen unsere Macht, unsere Stärkung oder Schwächung beeinflussen. Sie gestalten unsere persönlichen Beziehungen, unsere Selbstachtung sowie die Art und Fähigkeit, wie wir in unserer äußeren Umgebung funktionieren. Schließlich stellten wir fest, dass die Folgen der Wahlen, die wir in den anderen Zentren getroffen haben, in unserem Herz-Zentrum zusammenkommen und sich auf unsere spirituelle Gesundheit auswirken.

Nun kommen wir zu unserem fünften Zentrum, dem Kehl-Chakra. Mit diesem Zentrum gelangen wir nun in den Bereich der Chakras, die wir mit unserem „spirituellen Erwachen" assoziieren. Wir wechseln hinüber in die Dimension, welche die antiken und spirituellen Lehren als den Äther oder Raum bezeichneten. Bei diesem Zentrum wird unsere Beziehung zum Äußeren, Irdischen und zum Inneren, Göttlichen durch Ton und Klang hergestellt. Unsere Frage lautet: *Was ist die innere Qualität dieser Beziehung?*

Wir haben erfahren, dass wir unsere Aufgabe – unsere emotionale Arbeit in unseren unteren Zentren – getreulich und aufrichtig erledigen müssen. Wenn wir die Arbeit vollbracht haben, die Voraussetzung für unser spirituelles Vorankommen ist, erhalten wir im Bereich des Kehl-Chakras Gelegenheit, von unseren Mühen zu profitieren. Dieses Chakra steht für unsere Fähigkeit, unsere intuitive Weisheit wahrzunehmen und auszusprechen. Das fünfte Chakra ist also in seiner höchsten Ausdrucksform das Zentrum, aus dem wir unsere Wahrheit aussprechen.

Die Entfaltung des Kehl-Chakras wird die Seele zu einem weiteren und tieferen Verständnis der ewigen, unveränderlichen Wahrheiten des Lebens führen. Es ist verbunden mit dem Hörsinn, sowohl auf der physischen als auch der spirituellen Ebene, und mit den Stimmbändern und der Tonerzeugung.[135]

Unsere Weisheit emotional und spirituell zu hören und sie dann auszusprechen, ist eine gewaltige Herausforderung, wenn unsere ersten vier Chakras im kontrahierten Zustand sind.

Wenn es uns nicht gelungen ist, die Gefühlsmuster in Wurzel-, Kreuzbein-, Solarplexus- und Herz-Chakra im Sinne einer Expansion zu verändern, wird auch das fünfte Chakra in allen Aspekten kontrahiert bleiben. Dies kann für die Aufgabe, *die eigene Wahrheit auszusprechen,* Schwierigkeiten bedeuten; es dürfte einfacher sein, unsere Wahrheit auszusprechen, als dann zu befolgen und umzusetzen, was wir gesagt haben. Der aufrichtige Pilger auf dem mystischen Pfad braucht tiefe Hingabe und praktisches Handeln – mehr als bloßes Denken und Reden. Manche, die ihre Wahrheit tatsächlich ausgesprochen haben, finden ihre eigentliche Aufgabe

---

135 Hodgson, *Stars and Chakras,* p.138

gerade in diesem Bereich. In der Praxis arbeite ich – wie auch anderer Heilpraktiker – mit Klienten, die es sehr einfach finden, ihre Wahrheit auszusprechen, dann aber die notwendige innere Arbeit nicht geleistet haben; ihre Worte klingen hohl, denn sie geben lediglich Lippenbekenntnisse von sich. In der Praxis ist dies am weit verbreiteten „spirituellen" Gerede zu erkennen – dem, was das Gegenüber, wie man meint, gerne hören möchte. Es verrät, wie sich die Wirklichkeit von den Worten unterscheidet und dass die Klienten in ihrem eigenen Prozess nicht aufrichtig sind.

Die emotional bedingte Kontraktion im Kehl-Chakra hindert uns daran, um das zu bitten, was wir brauchen; damit sind wir unfähig „auszusprechen". Aber wie können wir „aussprechen", wenn wir in den anderen Zentren geschwächt und entmachtet wurden und keine eigenen Entscheidungen treffen können? Der kontrahierte Zustand hält uns auch davon ab, unsere intuitive Weisheit deutlich zu vernehmen. Deshalb können wir ihr nicht vertrauen und sind außerstande, sie in Worten zum Ausdruck zu bringen. Dieses Unvermögen, unsere Wahrheit auszusprechen, ist nur eine Folge der Kontraktion in diesem Zentrum. Da der Klang und Ton Mittel und Wirkungsebene dieses Chakras sind, ist mit der Verbalisierung stets eine wichtige Verantwortung verbunden. Wir wählen Worte, um uns selbst Ausdruck zu geben, und unsere Worte verbreiten sich als Schwingungen durch den Äther. Ist unser Kehl-Chakra kontrahiert, können unsere Worte giftige Energien in unser Umfeld verbreiten; ihr Widerhall findet zu uns zurück und erzeugt dabei noch mehr Giftigkeit in unserem Inneren.

Im Zusammenhang mit diesem Zentrum stellen wir fest, dass uns das Thema Wahl und Entscheidung im Inneren erhalten geblieben ist; hier geht es um die Frage, auf welche Weise wir unsere Absicht, unsere Wünsche, unsere Selbstausrichtung, unseren Willen zum Ausdruck bringen und mitteilen. Wenn wir unsere Arbeit in den unteren Zentren erledigt haben, ist unser Kehl-Chakra bereit, in einen Zustand der Expansion einzutreten. Dieser ermöglicht es uns, die Weisheit unserer Intuition zu hören und unsere eigene, *tiefe Wahrheit* auszusprechen. Dabei bringen wir die Absichten unserer Seele zum Ausdruck, die das Gleichgewicht jener femininen und maskulinen Energien repräsentieren, die in unserem Herz-Zentrum geschützt waren.

Wenn unsere Worte aus demütiger Haltung entspringen, ohne dass wir Erwartungen mit ihnen verbinden, äußern wir bedingungslose Liebe im Namen universeller Verbundenheit und gegenseitigen Dienens. Dies bedeutet nicht, dass jeder akzeptieren wird, was wir zu sagen haben. Doch die Aufrichtigkeit der bedingungslosen Liebe ist nicht von der Akzeptanz unserer Worte abhängig. Es gilt, im Sinne zu behalten, dass wir auf unserer Reise nicht alle die gleiche Landkarte benutzen; das ist auch nicht so vorgesehen. Edward Bach verstand dieses Prinzip sehr klar, und in seinen Schriften erkennen wir es an vielen Stellen wieder:

Wir dürfen nicht erwarten, dass die anderen tun, was wir wollen; ihre Vorstellungen sind für sie die richtigen Vorstellungen, und auch wenn ihr Weg in eine andere Richtung führen mag als unserer, ist doch das Ziel am Ende der Reise für uns alle dasselbe. Wir stellen fest, dass wir es sind – wenn wir wollen, dass andere unseren Wünschen entsprechen –, die ihnen nicht mehr nachkommen.[136]

Auf der körperlichen Ebene können sich Zustände der Kontraktion im Kehl-Chakra manifestieren als Problem im Bereich von Kehle, Hals, Zähnen, Mund, Hypothalamus und der Halswirbelsäule. Caroline Myss nennt auch Süchte als Anzeichen von Schwierigkeiten im Bereich des fünften Chakras.[137]

Es gibt eine Reihe von Blütenessenzen, die wir für den Versuch, ein kontrahiertes fünftes Chakra zur Expansion zu führen, in Betracht ziehen können; jedes von ihnen spricht auf bestimmte emotionale Aspekte an. In Kapitel Sechs erfuhren wir, dass Bach Agrimony und Cerato als Seelentyp-Essenzen bezeichnete. Aber diese Heilmittel

---

136 Bach, *Gesammelte Werke*, S. 153
137 Myss, *Chakren,* S. 139

sind auch angezeigt oder nützlich, wenn eine Person die kontrahierten Emotionen entweder des vorübergehenden Gemütszustandes oder des Persönlichkeitstyps dieser Heilmittel aufweist. Im kontrahierten Zustand verbergen Menschen in der Agrimony-Stimmung oder vom Agrimony-Persönlichkeitstyp ihre wahren Gefühle und Leiden unter dem Widerspruch zwischen äußerem Schein und innerem Empfinden. In diesem inneren Durcheinander fühlen sie sich nicht wohl bei der *verbalen Äußerung* ihrer Gefühle von Unbehagen und Spannung. Diese Hilflosigkeit ist ein klares Anzeichen eines kontrahierten Kehl-Chakras.

Im Kapitel Fünf sahen wir, dass sich Agrimony-Seelentypen im kontrahierten Zustand Abhängigkeiten – besonders von Drogen und Alkohol – zuwenden können. Sie empfinden diesen Schritt als ein Mittel der Selbstmedikation, um mit ihrer Not klarzukommen. Gleiches gilt für den kontrahierten Gemütszustand oder den kontrahierten Persönlichkeitstyp. Als echtes Mittel zur Heilung hilft die Blütenessenz Agrimony. Sie gibt dem Individuum das Gefühl, seine Bedürfnisse und Nöte formulieren und auf wirksame Weise aussprechen zu können..

Die innere, intuitive Weisheit zu hören, ihr zu vertrauen und sie auch auszusprechen, ist ein Herzens-Thema des Seelentyps, des Persönlichkeits-Typs und des Gemütszustandes von Cerato. „Erkenne dich selbst" stand über dem Eingang zum Apollo-Tempel zu Delphi im 6. Jahrhundert vor Christus. Im Kontext des fünften Chakras könnten wir diesen Satz erweitern auf: „Erkenne dich selbst und sprich es aus." Das ist die Kernbotschaft von Cerato in der Expansion. Für den kontrahierten Cerato-Gemütszustand oder -Persönlichkeitstyp sowie für den Cerato-Seelentyp in der Kontraktion ist die Stimme der Intuition nur als ein schwaches Flüstern vernehmbar. Man zögert, dem Stimmlein zu vertrauen und vermag das Erlauschte nicht mit Zuversicht zu verbalisieren. In der Folge verbringen diese Menschen ihre Zeit damit, lange über jede ihrer Entscheidungen zu zweifeln. Dieses Verhalten vertieft ihr Gefühl der Ohnmacht noch weiter – und vermittelt sich auch all jenen, mit denen sie in Kontakt kommen.

Das Heilmittel Cerato unterstützt den Mut, den sie benötigen, um ihr inneres Wissen, ihr gutes Urteil und ihre Intuition wirksam zum Ausdruck zu bringen. Die positive Energie von Cerato verändert ihre Selbstwahrnehmung, was weiterhin zur einem Erstarken der Stimme ihrer Intuition und dem Vertrauen in ihr inneres Wissen führt. Dank dieser Hilfe erhält und bewahrt das Individuum die Kraft, die innere Wahrheit auszusprechen.

Der Persönlichkeitstyp und Gemützustand *Larch* wurde in Kapitel Elf besprochen. Die Blütenessenz mit ihrer Verbindung zum Thema Selbstachtung – ein Thema des dritten Chakras – können wir auch als ein Mittel zur Heilung im Falle eines kontrahierten Kehl-Chakras in Erwägung ziehen. Wenn wir keine Selbstachtung besitzen, wird sich dieser Mangel in einem Nebel von giftigen Worten niederschlagen. Doch dieser kann nur schädigend wirken – bei anderen ebenso wie bei uns selbst. Damit wir unsere Wünsche und Bedürfnisse zum Ausdruck bringen können, ist Selbstachtung notwendig. Larch ist die Blütenessenz, die uns in diesem Prozess hilft.

In ihrem Buch *The Stars and The Chakras* schreibt Joan Hodgson: *Die Entfaltung des Kehl-Chakras wird die Seele zu einem weiteren und tieferen Verständnis der ewigen, unveränderlichen Wahrheiten des Lebens führen ... Mit zunehmender Aktivität des Kehl-Chakras fühlt die Seele eine Sehnsucht zu kommunizieren, mit ihrem eigenen Klang zur großen Harmonie des Universums beizutragen ... [Doch hier] können Gefahren lauern, wie mentaler Stolz und Arroganz, die den Pfad zur wahren spirituellen Vereinigung mit dem Göttlichen versperren, den die Seele sucht.*[138]

Hier ermahnt uns Hodgson nicht zuzulassen, dass Stolz und Arroganz unsere Fähigkeit beeinträchtigen, kluge Entscheidungen zu treffen. Wenn das fünfte Chakra kontrahiert ist, hindern uns

138 Hodgson, *Stars and Chakras,* p.138

mentaler Stolz, Arroganz oder ein gewisses Anspruchsdenken daran, unsere Wahl mit klarem Unterscheidungsvermögen oder Urteil zu treffen. In ihrem Bemühen, uns die Wichtigkeit der Unterscheidung beim Ausüben unseres „Willens" zu lehren, bietet uns unsere Seele wiederholt Gelegenheiten, in denen wir unsere Fortschritte prüfen können. Die greifbarsten Beispiele solcher „Seelengelegenheiten" begegnen uns in Gestalt giftiger Beziehungen oder als Lebenssituationen, die auf unrealistischen Erwartungen basieren. Unsere wirklichen Lernfortschritte können wir daran messen, wie wir unseren gesunden Menschenverstand und unser klares Unterscheidungsvermögen entwickelt haben, um solche Muster zu erkennen und zurückzuweisen.

Angesichts der Tatsache, dass das fünfte Chakra von Ton und Klang handelt, können wir kaum erwarten, selbst mit Klarheit zu sprechen, wenn wir fortfahren, die Botschaften unserer Seele zu ignorieren, zu leugnen und abzuwehren. Die Folge wird sein, dass wir diese Lektion von neuem zur Erarbeitung bekommen – so lange, bis wir sie „geschluckt" haben. Sie zu verstehen und uns zu eigen zu manchen, ist eine unverzichtbare Bedingung, wenn wir das Feuer unserer Seele entdecken wollen.

Das Heilmittel *Chestnut Bud* spiegelt sowohl einen Gemütszustand als auch einen Persönlichkeitstyp wider. Wir erinnern uns, dass Bach seine Blütenessenzen drei Kategorien zuordnete: Seelentyp, Persönlichkeitstyp und Gemütszustand. Alle zwölf Seelen-Heilmittel dienen auch zur Behandlung von Persönlichkeitstyp und Gemütszustand, doch die übrigen Blütenessenzen betrachtete er nicht als Seelentyp-Heilmittel. Ein Persönlichkeitstyp-Heilmittel repräsentiert den chronischen Gefühlszustand, den eine Persönlichkeit zeigt. Er kann zwischen Zuständen der Expansion und der Kontraktion schwanken, während der Gemütszustand vorübergehender Natur ist. Wir erinnern uns, dass Bach glaubte, dass die Persönlichkeitstyp- und die Gemütszustand-Heilmittel in Betracht zu ziehen sind, wenn ein Krankheitszustand anzusprechen ist. Bei diesen Heilmitteln und den Emotionen, die sie repräsentieren, geht es vorwiegend um unsere Reaktionen auf unsere Umgebung.

Das Heilmittel Chestnut Bud wählte Bach, da es uns hilft, Wiederholungsmuster in unserem Verhalten zu erkennen, die uns daran hindern, ein klares Unterscheidungsvermögen zu entwickeln. Chestnut Bud erweitert unsere innere Perspektive und kann uns aus einem Zustand der Kontraktion in schädlicher Wiederholung in einen Zustand der Expansion führen, in dem wir die Konsequenzen unseres Tuns erkennen. Wie bei allen Blütenessenzen, seien sie für Seelentyp, Gemütszustand oder Persönlichkeitstyp, gilt jedoch auch hier, dass die Person bereit und willig sein muss, sich an ihrem Prozess zu beteiligen. Die spirituellen Lehren sagen uns:

Die schwierige Arbeit für die Seele besteht darin, Tag für Tag in einer dunklen Welt zu leben und die Lektionen aufzunehmen, die das äußere Leben zu lehren beabsichtigt ... Die Menschheit verbringt ihre Zeit damit, vor sich selbst davonzulaufen, indem sie Zerstreuung und Vergessen sucht ... Wir wiederholen, die wesentliche Lektion besteht darin, dass das Leben die Menschheit lehrt, sich selbst gegenüberzutreten.[139]

Hodgson gab uns zu verstehen: Wenn wir durch diese Lektionen Aspekte wie Unterscheidung, gesundes Urteilsvermögen, Sensibilität und Einsicht in unsere eigenen Entscheidungen entwickeln, dann expandiert unser fünftes Chakra und wir kommen weiter voran auf unserem mystischen Pfad zur *Weisheit*.

---

139 White Eagle, *Die Meister als Boten des Lichtes*, S. 90,92

KAPITEL 14

Lichte Momente der Inspiration:
Das sechste Chakra

Cherry Plum und Aspen – Gewissheit

„Nutze deine Phantasie – nicht um dich zu Tode zu erschrecken,
sondern um zum Leben zu inspirieren."
ANONYM

Vision, Imagination, Inspiration und ein Gewahrsein unserer Le-
benswahrheit – dies alles sind Wege, auf denen uns unsere Seele
entgegenkommt, um uns mitzuteilen, dass wir auf unserem mystischen Pfad Fortschritte machen. Die Information, die wir auf
diesen Wegen erhalten, kommt in „lichten Momenten", in denen
wir Blicke auf unseren Seelenpfad erhaschen können. Darüber hinaus empfangen wir „göttliches Licht" durch das sechste Chakra.
Edward Bach, Mystiker und Medium, wurde in den letzten zwei
Jahren seines Leben besonders sensibel und empfänglich für solche
Momente, besonders im Laufe der Entdeckung der letzten neunzehn Blütenessenzen. Aber bereits im Jahre 1931, als er *Heile dich
selbst* schrieb, war Bach sich unserer potenziellen Empfänglichkeit
für das Göttliche und unsere Intuition offenbar bewusst; er bezog
sich damals auf diese Gabe, durch die wir „große Hilfe erhalten
und blitzartige Erkenntnisse und innere Weisungen aufnehmen".[140]
    Auf unserem Weg nach oben durch das obere Dreieck unserer
Chakra-Symbolik sind wir nun beim sechsten Chakra (zwischen
und etwas oberhalb unserer Augen), das in östlichen Lehren auch
als „drittes Auge" bezeichnet wird. Dies ist der Ort, an dem wir

---

140 Bach, *Gesammelte Werke*, S. 210

potenziell Zugang zu einem inneren Verstehen des *Unwissbaren* haben. Der erfolgreiche Übergang in diesen „Ort" setzt jedoch voraus, dass wir die Gefühlsmuster der ersten fünf Zentren ehrlich und gründlich transformiert haben. Andernfalls werden wir unsere lichten Momente weiterhin intellektualisieren und das verwerfen, was wir durch das materialistische oder mechanistische Denken nicht erklären können. Am Anfang von Kapitel Zwölf erinnerten wir uns, dass die Ägypter in der Antike glaubten, ein erfolgreicher Übergang in die Totenwelt werde durch das vergleichende Wiegen des Herz-Zentrums gegen die Feder der Maat bestimmt, der Göttin der Wahrheit, des Gesetzes und der universellen Ordnung. Interessanterweise stellen wir fest, dass andere spirituelle Traditionen ähnliche Konzepte lehren, die gleichwohl anders ausgedrückt werden:

Denkt immer daran, obwohl Worte ihren Stellenwert besitzen und nützlich sind, um die Tür zu öffnen, könnt ihr den Einweihungstempel nicht aufgrund von Worten allein betreten. Die Losung auf der geistigen Ebene besteht nicht nur aus gesprochenen Worten. Sie erklingt im Herzen, und ohne das Erklingen des Passwortes im Herz-Zentrum … das Liebe heißt, könnt ihr nicht vordringen … Ihr könnt nicht die Kraft haben, ohne Liebe zu sein.[141]

Die Transformation der Gefühlsmuster im Herz-Zentrum ist also besonders wichtig für unser Vorankommen, denn *lebendiges* Mitgefühl hat seine Wurzeln im Herzen. Wir dürfen nicht aus dem Sinn verlieren, dass die Kraft unserer Worte, die im Kehl-Chakra gründen, uns nicht automatisch einen Zugang dahin gewähren, wo wir „blitzartige Erkenntnisse und innere Weisungen aufnehmen", die Bach erwähnte. Um solches Wissen zu empfangen, müssen wir uns daran erinnern, dass der Erfolg unserer emotionalen Ausgrabungsarbeit innerhalb des Herzens erwogen wird – ob wir nun frühere Leben in Ägypten verbracht haben oder moderne Reisende von heute sind. Wenn wir bei der emotionalen Ausgrabungsarbeit in den unteren Chakras und dem Kehl-Chakra aufrichtig gewesen

---

141 White Eagle, *Die Meister als Boten des Lichtes*, S. 92

sind, wird die positive Energie unseres weltlichen Willens in diesen Zentren unser Herz-Chakra unterstützen, so dass dieses sich öffnet und ausdehnt. Diese Expansion teilt sich in einem ununterbrochenen Energiestrom auch den anderen Zentren mit und erleichtert damit deren Expansion. Ist unser Herz-Zentrum geöffnet, wird es zu einem mächtigen sakralen Raum, in dem eine Verschmelzung der expandierten Gefühlsmuster der unteren Chakras mit der Expansion des sechsten Zentrums stattfinden kann.

Die lebendige emotionale und spirituelle Energie dieses Zentrums stärkt sowohl unsere bewusste als auch die unbewusste Weisheit. Die Sprache der Weisheit des sechsten Zentrums *fühlen* wir durch das Herz-Chakra, wir *verbalisieren* sie durch das Kehl-Chakra. Darüber hinaus werden wir in diesem Zustand offen für lichte Momente der *Vision, Imagination und Inspiration, da wir uns unserer Wahrheit bewusst werden.*

Das sechste Chakra steht mit der Macht des Verstandesdenkens in Verbindung. Im kontrahierten Zustand tritt der Verstand als das greifende hungrige Gespenst hervor, gierig in seinem Verlangen, zu unserem Schaden zu dominieren. Laut Edward Bach führt die Habgier von selbst zur Machtgier und manifestiert sich in Kontroll-Themen. Bach betrachtete Gier als diejenige Emotion, die nicht anerkennt, dass jede Seele das Recht auf Freiheit und Individualität hat.[142] Interessanterweise sagte er über den „Stolz", dass er sich nicht nur durch Arroganz, sondern auch durch Starrheit im Denken aus-zeichne. Damit erweist sich, dass ein dominierender Verstand oder Intellekt für unseren mystischen Pfad hin zum Seelen-Gewahrsein nicht förderlich ist. Unser intellektuelles Denken vermag die Idee universeller Verbundenheit nicht zu begreifen, dabei ist sie für uns die wichtigste Lektion auf unserem Weg in das Wassermann-Zeit-alter. Wenn unser Intellekt dominiert, ist unsere intuitive Weisheit abgestellt. Ob wir uns dessen bewusst sind oder nicht, wir sind Gefangene von uns selbst geworden und stecken auf gefährliche

142 Bach, *Gesammelte Werke*, S. 189

Weise in unserem Prozess fest. In diesem Zustand können wir nicht „sehen". Wir sind blind für unsere inneres Sehen und Wissen, und es ist uns unmöglich, die Stimme unserer Intuition zu vernehmen.

Wenn wir uns auf die emotionale Arbeit einlassen, die notwendig ist, um die unteren Chakras zur Expansion zu führen, können auch verschiedene Formen der Therapie glänzende Hilfsmittel sein (siehe Kapitel Eins). Die verschiedenen Blütenessenzen, die bis hierher empfohlen wurden, sind alle geeignet, uns beim Erledigen unserer inneren Arbeit zu unterstützen. Darüber hinaus gibt es auch andere Optionen, die uns für die Weitung der oberen Chakras zur Verfügung stehen; sie gehören einer anderen Kategorie an als jene, die der Expansion der unteren Zentren dienten. Mit am wirksamsten ist die Praxis des kontemplativen Gebetes und/oder der Meditation. Es gibt exzellente Quellen, aus denen man Methoden der Meditation lernen kann, darunter Bücher, Kassetten und Gruppen. Gleichgültig für welche Ausrichtung man sich entscheidet, ist das Ziel der Meditationspraxis stets, die Fertigkeit der objektiven und stillen Innenschau zu entwickeln. Bach selbst schrieb über dieses Thema:

Die optimale Methode, Klarheit zu finden, ist ruhiges Nachsinnen und Meditation. Wir begeben uns dabei in eine Atmosphäre des Friedens, so dass unsere Seele durch die Stimme des Gewissens und der Intuition zu uns sprechen kann und uns nach ihren Wünschen anzuleiten vermag...[143]

Während uns bestimmte Blütenessenzen bei unserem Bestreben eine unschätzbare Hilfe sind, ist es doch interessant festzustellen, dass Bach uns mit so vielen Worten mitteilt, dass die friedvolle Stille des kontemplativen Gebetes oder der Meditation *der* Weg zu unserer Fähigkeit ist, die Stimme der Intuition und ihre Weisung zu vernehmen. Dies ist nicht eine gedankliche Übung, sondern eine des Herzens. Folgende Botschaft erhalten wir aus spirituellen Lehren:

Wenn euch materielle Dinge ablenken, verhaltet euch sehr ruhig, sehr still ... Berührt die Stille, und die Kraft des Geistes wird in

143 Bach, *Gesammelte Werke*, S. 210

euch fließen und eure Ängste zerstreuen ... „nichts ist so wichtig
wie Gott". Es gibt viele kluge, intellektuell hochentwickelte Leute,
denen es trotz ihres Wissens nicht möglich ist, in die höheren Ebe-
nen einzudringen oder diese tiefe geistige Stille zu berühren. Ohne
die erforderlichen Geistesqualitäten erlangt zu haben, werdet ihr
niemals diese höheren Ebenen durchdringen.[144]

Bedauerlicherweise sind manche durch ihr eifriges „heiliges
Sammeln" von der Spur abgekommen, und ihr Wunsch, „spirituell"
zu sein, wird so stark, dass sie ihre Suche zu einer intellektuellen
machen, statt sie als spirituelle Aufgabe zu verstehen. Wir können
die Expansion des sechsten Chakras und unsere Fähigkeit zu „empfangen" nicht durch hektisches Bücherlesen, Zitieren von Bibelstellen
oder Missionieren erreichen. Stille und die ehrliche Innenschau sind
zwei der wichtigsten Schlüssel zur Expansion dieses Chakras. Das
Dienen im Namen bedingungsloser Liebe – statt zur Genugtuung
des Egos – ist ein weiterer machtvoller Schlüssel.

Die Gefühlsmuster eines kontrahierten sechsten Chakras können sich in einer Vielzahl von gestörten und Missbrauchs-Verhal-
tensmustern manifestieren, zum Beispiel als Wut, als Versuche,
andere zu kontrollieren, und als diktatorisches Dominieren. Alle
diese Verhaltensformen wurden bereits im Zusammenhang mit
der Kontraktion der anderen Chakras besprochen. Befindet sich
das sechste Zentrum in einem Zustand der Kontraktion, können
wir auch Selbsttäuschungen erliegen; Psychologen sprechen von
wahnhaftem Verhalten. Zu den typischen Merkmalen dieses Ge-
fühlszustandes gehören Wahnvorstellungen eigener Großartigkeit.
Das Individuum kann eine stark vergrößerte Wahrnehmung der
eigenen Bedeutung, Macht oder Bildung haben oder glaubt, in
einer besonderen Beziehung mit einer Gottheit oder berühmten
Person zu stehen.[145]

Wenn dies geschieht, kann die Person die Rolle eines selbst er-

---

144 White Eagle, *Die Meister als Boten des Lichtes*, S. 41f.
145 Desk Reference to the Diagnostic Criteria from DSM-IV, 1994 edn., p.154

nannten Gurus spielen, was nicht nur eine weitere Abweichung und Entfernung von ihrem von der Seele vorgesehenen Pfad bedeutet, sondern auch jene davon abbringt, die sich davon betören lassen. Wir bahnen uns den Zugang zum Feuer unserer Seele, indem wir – mit Hilfe der Blütenessenzen und der Innenschau in der Meditation – unsere emotionale Arbeit vollbringen. Es ist jedoch wichtig, im Sinne zu behalten: Trotz der Unterstützung, die wir durch die Heilmittel und die kontemplative Meditation für unsere Arbeit erhalten, liegt das Hauptgewicht unserer Aufgabe weiterhin auf unserer *aktiven* Beteiligung an unserem Prozess. Verlassen wir uns allein auf die Blütenessenzen und andere Hilfen mit der Vorstellung, dass sie uns die Arbeit abnehmen, werden wir nicht die Früchte ernten können, die wir ersehnen – so wenig den phlegmatischen Zuschauer das bloße Sitzen in kontemplativer Meditation zur Erleuchtung führen wird. Es gibt zahlreiche authentische Lehrer, die den Pfad vor uns beschritten haben, doch sie sind im Grunde nicht anders als diejenigen unter uns, die sich erst einarbeiten. Vor dem Erfolg im eigenen Entwicklungsprozess steht für jeden Menschen die ordentliche und ehrliche Erarbeitung und Aufarbeitung der Gefühlsmuster, die in seinen Chakras ruhen.

Zu meinen Klienten pflege ich zu sagen: „Sowie Sie Töne der Großartigkeit hören, missbrauchendes Verhalten, Reden oder irgendeine andere Andeutung erleben, dass ein Lehrer mehr daran interessiert ist, dass Sie seine Bedürfnisse erfüllen, als dass er Ihr Wachstum unterstützt – kehren Sie um! Seien Sie besonders auf der Hut vor jeglichem Bedürfnis nach Verehrung von seiten Ihres spirituellen Ratgebers oder Mentors." Diese Art von Bedürfnissen ist für die Expansion oder Gesundheit der Chakras nicht förderlich.

Außer mit unserem mentalen Aspekt assoziieren wir das sechste Chakra mit unserem Gehirn und dem Zentralnervensystem. Wenn dieses Zentrum aus der Balance ist, können wir neurologische Schwierigkeiten, Anfälle und/oder Lernstörungen bekommen. Aus der spirituellen Perspektive verstehen wir diese Manifestationen als Hinweise, dass im Inneren der Person ein spiritueller Krieg im Gange ist. Auf der einen Seite steht der Verstand und ist verängstigt, dass er seinen ersten Platz verlieren könnte, denn er kämpft ums Überleben. Auf der anderen Seite versucht uns die Seele in einen Zustand des Gewahrseins zu lenken, von dem aus wir Zugang zu unserer höchsten Wahrheit haben und *wissen* könnten, welches unsere Aufgabe in diesem Leben ist.

Aus der Perspektive der Blütenessenzen bieten diese emotionalen und körperlichen Manifestationen eine Darstellung des klassischen Kampfes zwischen Seele und Persönlichkeit. In Kapitel Neun wurde *Cherry Plum* als Heilmittel bei einem kontrahierten ersten Chakra vorgestellt. Im Falle eines kontrahierten sechsten Chakras, wenn der Verstand um die Vorherrschaft über die Seele kämpft, können wir dieses Heilmittel ebenfalls in Betracht ziehen. Bach beschrieb Cherry Plum als ein Mittel für das überarbeitete Gemüt, das keine „Spannung" mehr zu ertragen vermag. Ein wichtiges Argument für Cherry Plum ist dessen Fähigkeit, eine innere Lösung zwischen Verstand und Seele zu fördern und damit ein Gefühl von Frieden zu vermitteln.

Bis zu diesem Punkt zeichnete unsere Beschäftigung mit „kontrahierten emotionalen Chakra-Mustern" ein Bild von Zentren, die „geschlossen" sind wie der Verschluss einer Kamera, bevor er sich für die Belichtung öffnet. Doch beim sechsten Zentrum passt dieser Vergleich nicht mehr: Ist das sechste Chakra expandiert – ein Zeichen von ausgeglichenen Gefühlsmustern –, so haben wir eine Gelegenheit, eine Vision, Imagination und unsere eigene Wahrheit zu erlangen. Dabei müssen wir jedoch im Sinne behalten, dass dieses Zentrum auch unsere psychisch-medialen Fähigkeiten birgt und deshalb mit seiner Expansion eine Gefahr verbunden ist – nämlich *zu offen* zu sein.

Ist das sechste Chakra auf unausgeglichene Weise expandiert, macht uns dies empfänglich und offen für „psychische Angriffe" oder „psychische Besessenheit". Dabei ist das Chakra zwar expandiert, aber in einem unausgeglichenen Zustand. Die Person erlebt eine Art von Angst, die so irrational ist, dass man sich fürchtet, darüber zu sprechen – ja es fehlt einem auch an der Sprache dazu. Die Intuition oder der „sechste Sinn" sind so verdreht, dass das Vorstellungsvermögen – sonst schöpferisch und ausgeglichen – in unrealistischen, emotional destruktiv wirkenden Phantasien außer Kontrolle gerät. In diesem Zustand ersinnt das Denken in rasender Folge Szenarien, Ereignisse und Befürchtungen. Eine gesteigerte Furchtsamkeit und/oder große Angst vor schrecklichen Dingen gleich hinter der nächsten Ecke wird zum Dauerzustand. Doch diese Emotionen haben keine reale Grundlage. Ein sehr offenkundiges und weit verbreitetes Beispiel für diesen Zustand erlebten die meisten Amerikaner in den Tagen und Monaten nach dem 11. September 2001.

Julian Barnard macht uns darauf aufmerksam, dass Bach uns aus der Zeit, als er die letzten neunzehn Heilmittel entdeckte, keine schriftlichen Aufzeichnungen darüber hinterließ, welche spezifischen Umstände dieses letzte Kapitel seines Werkes einleiteten. Die einzigen Hinweise, die wir erhalten, kommen von Nora Weeks. Wie ich in früheren Kapiteln darlegte, erzählt sie uns, dass Bach spezifische Gefühlszustände erlebte, die das jeweils kurz danach entdeckte Heilmittel auszugleichen vermochte. Zweifellos waren Bachs psychische Fähigkeiten zu jener Zeit in seinem Leben (1935) besonders fein abgestimmt und arbeiteten auf einer sehr hohen Frequenz. So erscheint es vernünftig anzunehmen, dass er für die Vorstellung empfänglich war, dass das sechste Chakra sehr beunruhigenden Einflüssen psychischer Natur ausgesetzt gewesen sein kann. Für die ätherische Ebene offen zu sein, ist immer mit einem Risiko verbunden, dies trifft bei Edward Bach nicht weniger zu. Deshalb können wir plausibel vermuten, dass ein solches eigenes Erleben ihn zur Entdeckung des Heilmittels *Aspen* führte.

Der kontrahierte Aspen-Zustand, schilderte Bach, erlebt „eine grundlose, tiefe Angst, die sich wie eine dunkle Wolke über einen senkt und Furcht, Entsetzen, Schrecken, schlimme Vorahnungen und sogar Panik mit sich bringt, ohne dass der geringste Anlass dafür zu erkennen ist. Solche Zustände gehen oft mit Zittern und Schwitzen einher aus Angst vor etwas Unbekanntem." Umgekehrt fördern die positiven Attribute der Aspen-Blütenessenz „Furchtlosigkeit aufgrund des Wissens, dass die universale Macht der Liebe hinter allem steht. Wenn wir diese Erkenntnis erst einmal erlangt haben, sind wir jenseits von Schmerz und Leiden, jenseits von Sorge, Kummer oder Angst. Dann haben wir alles hinter uns gelassen – außer der Freude am Leben, der Freude des Todes und der Freude über unsere Unsterblichkeit … wir [können] unseren Weg ohne Angst durch alle Gefahren und Schwierigkeiten beschreiten."[146]

Wenn wir „ein wahrheitsgemäßes Bild von uns selbst" anstreben, wie Bach es nannte, müssen wir uns darüber bewusst sein, dass *Balance* gerade in diesem Zentrum von höchster Wichtigkeit ist. Wenn wir dieses Gleichgewicht erlangen, erwartet uns eine herrliche Belohnung, wie uns spirituelle Lehren verheißen. Offen für Vision, Inspiration, Imagination, unsere innere Wahrheit und eine *andere Art des Wissens*, erfahren wir von neuem, dass alle große Arbeit in Stille und mit *Gewissenhaftigkeit* vollbracht wird.

Sobald die Seele die erforderlichen Lektionen gelernt und ein gewisses Maß an Vollkommenheit erlangt hat, äußert sie sich auf eine vollkommenere Weise, und dann seid ihr fähig, einen Meister, einen Adepten, einen Eingeweihten zu sehen und zu erkennen.[147]

---

146 Chancellor, *Das große Handbuch der Bachblüten*, S. 47f.
147 White Eagle, *Worte des inneren Meisters*, S. 76

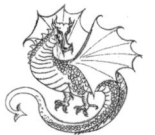

KAPITEL 15

Erleuchtung: Das siebte Chakra

Sweet Chestnut, Star of Bethlehem – Glaube

„Kommt an den Rand der Tiefe", sagte er. „Wir fürchten uns",
sagten sie. „Kommt an den Rand der Tiefe", sagte er. Sie kamen.
Er stieß sie … und sie flogen.
GUILLAUME APOLLINAIRE

In der indianischen Tradition unterziehen sich junge Männer –
manchmal auch junge Frauen, je nach Stamm – einem spirituellen
Ritual, das „Visionssuche" genannt wird. Ist es erfolgreich, gelangt
der Einzuweihende durch dieses Übergangsritual in einen Zustand
vorübergehender Balance und gilt als spirituell erwachsen. Auch
wenn sich dieser Prozess in Einzelheiten unterscheidet, enthält er
im typischen Falle Reinigungsrituale und danach eine intensive
Reise der einsamen Innenschau in die feinstofflichen Bereiche.
Der Schüler wird begleitet von seinem geistigen Führer oder einem
Krafttier und erlangt auf seiner inneren Reise eine Vision von der
Bestimmung seines Lebens, die es im weiteren Leben zu integrieren und zu befolgen gilt. Daraus erwachsen persönliche Stärke
und Macht. In der schamanischen Tradition, die wir in Kapitel
Zehn kurz angesprochen haben, werden ebenfalls Visions-Suchen
unternommen, und zwar in Fällen individueller Problematik oder
zu Themen, die den Stamm als Ganzes betreffen.

    Das Ritual einer heiligen Reise in die ätherischen Bereiche ist
kein exklusiv indianischer Brauch, sondern – unter wechselnden
Bezeichnungen – Teil jeder Kultur und Tradition. In der christlichen

Tradition könnte man die vierzig Tage und Nächte Christi in der Wüste als seine persönliche „Visions-Suche" bezeichnen. In unserem Zusammenhang dürfen wir den Aufstieg durch die Gefühlsmuster in den Chakras unsere persönliche Visions-Suche nennen; sie ist ein Aspekt unserer Suche nach dem Feuer unserer Seele.

Der Höhepunkt unserer „Reise" ist unser siebtes Chakra, das Zentrum der *Erleuchtung* (am höchsten Punkt unseres Kopfes). Befindet sich dieses Chakra in einem Zustand der Expansion, sind wir offen dafür, unsere bedingungslose Hingabe mit der Weisheit und dem Glauben an das Göttliche in jeder Zelle unseres physischen Körpers und jeder Schwingung unserer ätherischen Körper zu integrieren.

Das ist Erleuchtung – und die „blaue Blume", nach welcher der spirituell Suchende strebt. Sie steht für unsere höchste Verbindung zu allem Göttlichen im Inneren und Äußeren. Dergestalt „erleuchtet", gelangen wir zur Erkenntnis unserer eigenen Wahrheit, unseres Seelenfeuers. *Jetzt* haben wir die Gelegenheit, dieses Feuer aufzunehmen und dabei Licht zu anderen auszustrahlen. Doch in unserem Bemühen, diesen Punkt der Vollendung zu erreichen, haben wir uns noch einigen Schwierigkeiten zu stellen.

Bei manchen Menschen entwickelt sich mit ihrem Weiterkommen auf dem Weg eine Ungeduld. So geraten sie in die Versuchung, einiges (wenn auch nicht unbedingt alles) von der emotionalen Arbeit zu vermeiden, die jedoch eine notwendige Voraussetzung für die Entdeckung ihrer Wahrheit und des Feuers ihrer Seele ist. Diese Versuchung führt zu so etwas wie einem Kurzschluss, in dem das Individuum durch ungeeignete Praktiken die *Kundalini*, das göttliche Feuer (oder das kosmische Feuer, wie es zuweilen genannt wird) verfrüht auf ihren Weg der Aktivierung durch die anderen Chakras zwingt. In der östlichen Philosophie wird dieses kosmische Feuer durch eine aufgerollte Schlange symbolisiert, die im Wurzel-Chakra, am unteren Ende der Wirbelsäule, schlafend liegt. Behutsame Meditation und gesundes spirituelles Erwachen bewirken und fördern den Aufstieg der latenten Energie durch das Chakra-System, der sich dann auf ordentliche Weise vollzieht, beginnend beim Wurzel-Chakra. Wenn Menschen ungeduldig werden und versuchen, Arbeit zu vermeiden und den ordentlichen Weg abzukürzen, die für diesen Prozess unverzichtbar sind, kann dies zu ernsten, auch körperlichen Problemen führen.

Caroline Myss nennt in diesem Zusammenhang Störungen im Bereich des Zentralnervensystems, des Knochengerüsts und der Muskulatur unseres Körpers. Sie sind Zeichen, die darauf hinweisen können, dass sich das siebte Chakra in einer prekären Situation befindet. Störungen der Chakra-Harmonie können sich auch als energetische Störungen, unerklärliche Depressionen, Empfindlichkeiten [gegenüber der Umgebung] und chronische Erschöpfung manifestieren, die nicht mit einer körperlichen Störung in Zusammenhang steht.[148]

Solche Störungen werden von in der Tradition der westlichen Medizin geschulten Behandlern oft auf der Basis biologisch-medizinischen Wissens diagnostiziert, doch in der Praxis erweist sich, dass die empfohlenen Behandlungen das Problem oft nicht lösen. Dies bedeutet nicht, dass die Methoden der westlichen Medizin untauglich wären, sondern zeigt, dass die meisten westlich ausgebildeten Ärzte bis in jüngster Zeit nicht gelernt haben, solche Störungen aus einer Geist-Seele-Körper-Perspektive zu behandeln – was die östliche Philosophie und Medizin seit Jahrtausenden als Standard betrachtet. Beim Thema Behandlung von Krankheit und Leiden können wir erneut feststellen, dass Edward Bach mit seinem Zugang ein Visionär war. Ein in Bach-Kreisen wohlbekannter Ausspruch von ihm lautet: „Behandle die Person, nicht die Krankheit." Damit bezieht er sich indirekt auf unsere Emotionen als die Grundlage der Erkrankung.[149]

---

148 Myss, *Chakren,* S. 140
149 An dieser Stelle sei angemerkt, dass Bach in Notfällen sowie unter katastrophalen Bedingungen und bei Unfällen Ausnahmen von dieser Regel machte.

Trotz manchen Fortschritts auf unserem mystischen Pfad sind also immer noch einige Dämonen und Drachen übrig, die es zu besiegen gilt. Dass wir die „blaue Blume" der Vereinigung mit dem Göttlichen finden, scheint noch nicht unmittelbar bevorzustehen. Die verbliebenen Drachen sind zumeist jene, die nach wie vor in ihren behaglichen Verstecken in unseren unteren Chakras lauern. Mit anderen Worten: Sie zu vertreiben, ist uns noch nicht gelungen; wir haben immer noch Arbeit vor uns. Störungen der Balance im siebten Zentrum können zu Desillusionierung und Unverbundenheit führen und uns in das stürzen, was Johannes vom Kreuz *die dunkle Nacht der Seele* genannt hat. In diesem Dunkel *glauben* wir, uns in einem Zustand tiefster spiritueller Verlassenheit zu befinden. Tatsächlich aber haben wir die Sache mit dem *Vertrauen in die bedingungslose Hingabe an das Göttliche* noch nicht emotional begriffen. Die klassische Charakterisierung des kontrahierten *Sweet Chestnut*-Zustandes ist „dunkle Nacht der Seele". In den Fängen dieses beengten Zustandes erleben wir unerträgliche Pein und glauben uns an der Schwelle zur sicheren Auslöschung. Dies ist für jeden Menschen ein Zustand tiefster Verzweiflung. Der Anblick des Abgrundes, der sich vor uns aufzutun scheint, kann uns emotional, körperlich oder spirituell lähmen – und viele erleben alle drei Zustände zugleich, weil dieses Chakra entweder völlig kontrahiert oder sehr stark aus dem Gleichgewicht ist.

Laut Bachs Aussage ist das Heilmittel Sweet Chestnut angezeigt bei „jener schrecklichen, entsetzlichen Verzweiflung des Gemüts, in der man meint, dass die Seele selbst ihrer Vernichtung entgegengehe. [Das ist] die hoffnungslose Verzweiflung jener, die das Gefühl haben, dass die Grenze ihrer Belastbarkeit erreicht ist."[150]

Bach muss diesen Zustand selbst erlebt haben, um ihn so zu beschreiben. Die positive Wirkung dieses Heilmittels, schreibt er weiter, befähigt den Menschen, sich trotz seiner Not und Qual nach dem Göttlichen auszustrecken. Zu diesem Zweck, „wird der

150 Chancellor, *Das große Handbuch der Bachblüten*, S. 213

Hilfeschrei erhört, und das ist der Augenblick, in dem Wunder vollbracht werden".[151]

Wenn wir uns von der Dunkelheit unseres eigenen Abgrundes umgeben fühlen, erzeugt die Blütenessenz Sweet Chestnut das Licht, das wir benötigen, um dieses Dunkel durchdringen zu können. Barnard bezeugt, Sweet Chestnut sei das Heilmittel, welches „das Bewusstsein aus dem Dunkel der Unterwelt heraufzuziehen" vermag.

Es dürfte nützlich sein, wenn wir neben Sweet Chestnut auch die Blütenessenz in Erwägung ziehen, die Bach als den „Tröster und Linderer von Schmerz und Kummer" bezeichnete – Star of Bethlehem. Die Einzelheiten dieses Heilmittels wurden bereits im Kapitel Zwölf behandelt. Interessant ist eine Betrachtung der Blüte des Goldigen Milchsterns – und aller Blüten, aus denen Bach die heilenden Essenzen gewann – im Lichte der spirituellen Lehre:

Nichts in der Schöpfung geschieht von ungefähr. Alles ist Vollkommenheit – vollkommener Rhythmus – vollkommene Form und größte Präzision in jeder Einzelheit ... Nimm eine kleine, sternförmige Blume, lege sie unter ein Mikroskop, und da erblickst du ihre Pracht, strahlend wie ein Juwel. Alle Farben des Regenbogens werden von ihren Blütenblättern reflektiert, und wenn du offen bist für die Harmonien der lichten Sphären, wirst du sie hören, wie sie singen von der Schönheit dieser kleinen Blume ... Halte in deinem täglichen Leben Ausschau nach Schönheit. Nimm nichts als selbstverständlich. Achte auf die Schönheit in Blumen, im Sonnenlicht und im Tautropfen.[152]

Um nicht der Illusion zu dienen, sondern Erleuchtung zu verwirklichen, muss unser siebtes Chakra in strahlender Expansion und Harmonie mit unseren anderen Zentren sein. Damit dies eintritt, ist es geboten, dass wir Vertrauen und unbedingten *Glauben* hegen, dass es für jeden von uns einen göttlichen Plan gibt, der ausdrücklich dazu bestimmt und eingerichtet ist, uns zur Transformation zu

---

151 Chancellor, *Das große Handbuch der Bachblüten*, S. 214
152 vgl. White Eagle, *Naturgeister und Engel*, S. 81f.

inspirieren, die uns körperlich, emotional und vor allem spirituell
ins Gleichgewicht führt.

KAPITEL 16

Gib niemals auf!

Der spirituelle Weg bedeutet, immer von neuem auf die Nase zu
fallen, wieder aufzustehen, den Staub abzuklopfen, allein auf Gott
zu blicken und den nächsten Schritt zu machen."
SRI AUROBINDO

Das zentrale Thema für die Menschheit im Wassermann-Zeitalter
ist die innere Harmonie mit unserem göttlichen Selbst und die
äußere Harmonie der universellen Verbundenheit. Unsere Seele
trägt diese Weisheit in sich, doch einige von uns – die meisten von
uns – haben sich von ihr entbunden in dem Wahn, in und durch
die Wunder der Technik zu rasen. Als Mystiker und Heiler *wusste*
Edward Bach, dass die Tagesordnung unserer Seele in Wahrheit
mit der Natur übereinstimmt. Die Alten wussten dies intuitiv,
schon lange vor dem Zeitalter der Technik. *Sie wussten,* dass alle
Lebensenergie verbunden ist. Und sie *wussten* auch, dass es die
Göttlichkeit der Natur ist, die uns auf allen Ebenen entfaltet und
zur Harmonie führt in unserem Streben nach der Verbindung mit
dem Feuer unserer Seele.

Die Blüten-Heilmittel von Edward Bach unterstützen uns in unserem Prozess in die Richtung der notwendigen Hingabe und zu dem
Glauben, die wir in Kapitel Fünfzehn besprochen haben. Auf höchst
subtile Weise helfen sie uns, aus dem Raum hinauszutreten, in dem
wir emotional gefangen sind. Sie bieten uns einen Hafen emotionaler
Geborgenheit, indem sie unsere persönliche Innenschau und die
Verbindung zu unseren Wahrnehmungen und Verhaltensweisen
fördern. Im Kern lautet ihre Botschaft an uns: „Das ist schwierige
Arbeit, aber du bist dabei in Sicherheit." Laut Edward Bach birgt

unsere Seele die göttliche Weisheit für jeden von uns. Doch diese Weisheit wird umwölkt, wenn sich unsere emotionalen Muster und die Chakras in einem Zustand der Kontraktion befinden. Dann ist es, als senkte sich eine Nebelwand über jene Weisheit, und wir sind außerstande, klar zu sehen. Die Blütenessenzen heben diesen Nebel und verwandeln unsere Wahrnehmung in eine höhere Klarheit und Wirklichkeit.

Es scheint fast die Regel zu sein: Menschen, die von den Blütenessenzen Gebrauch machen, pflegen die positiven emotionalen Veränderungen, die sie dadurch erleben, einer Myriade von Faktoren zuzuschreiben – ihrer Familie, ihrer Arbeit, ihrem Therapeuten … nur das Heilmittel selbst kommt dabei nicht vor. Diese Fehlwahrnehmung illustriert geradezu klassisch, wie überaus subtil die Blütenessenzen wirken. Gerade deshalb helfen sie uns, unseren Platz auf unserem mystischen Pfad wieder einzunehmen, indem sie uns Gelegenheiten bieten und eine Vision geben von der engen Beziehung, die uns mit der geistigen Welt verbindet. Darüber hinaus helfen uns die Heilmittel, in unsere Wirklichkeit einzutauchen, so dass wir verstehen, wer wir sind in unserem Streben, das Feuer unserer Seele zu entdecken und zu manifestieren. Für Bach war das Verständnis unserer spirituellen Wirklichkeit seine *eigene Wahrheit*.

In spirituellen Kreisen gibt es den Begriff des *Seelenalters,* ähnlich der Vorstellung von unserem physischen Alter in der äußeren Welt. Auf unserem Weg durch die Zyklen von Geburt, Tod und Wiedergeburt haben wir viele Gelegenheiten, wertvolle Seelenlektionen zu lernen. Während wir auf die Nase fallen, wieder aufstehen, den Staub abklopfen und weitergehen und zuweilen auch Erfolg haben auf unserem Weg, reift unsere Seele zur Weisheit. Edward Bach war nicht nur ein Mystiker und Heiler. Er war *eine große Seele, eine alte Seele.*

Bachs Geschenk an uns war eine Gabe der Selbstlosigkeit. Diese ist eine wichtige Qualität und für jeden eine Notwendigkeit, wenn wir den göttlichen Auftrag der universellen Einheit in geistiger

Verbundenheit erfüllen wollen. Zeitgenossen, die mit Bach zu-
sammenarbeiteten, räumen ein, dass es nicht immer leicht war, mit
ihm zusammen zu sein; sein Mitgefühl gegenüber allen Menschen
sei jedoch unübertroffen gewesen. Höchstwahrscheinlich war es
sein inneres Wissen, dass er in dieser Inkarnation eine spezifische
Aufgabe zu erfüllen hatte, und die Wahrnehmung, dass ihm die
Zeit davoneilte, was ihn in Zustände von Ungeduld und Arbeitseifer
antrieb. Obwohl er körperlich einen hohen Preis bezahlte, war die
unstillbare Leidenschaft, Mittel zu finden, um den Menschen zu
helfen, Gemüt und Körper auf natürlichem Wege zu heilen, seine
Mission. Den eigenen Seelenpfad zu finden und zu entdecken, was
das Feuer der Seele entfacht durch Bestimmung und Verbundenheit,
waren für ihn *die* Gründe zum Dasein.

Die feinen Details und Umstände von Bachs persönlichen „blitz-
artigen Erkenntnissen und inneren Weisungen", die ihn zu seinen
Entdeckungen führten, werden wir nie erfahren. Dessen ungeachtet
sind die Grundlagen seines Werkes und seiner Worte klar im Geistigen verankert. Er drängt uns wiederholt, alles zu verwirklichen,
was wir im Geiste sind. Vor und trotz seiner Arbeit als Arzt war dies
sein Lebensziel. Seine Weisheit teilt uns mit, dass unser Heilwer-
den und Seelenwachstum vom Gleichgewicht unserer emotionalen
Energien abhängen. Für Bach barg die Lebenskraft oder positive
Energie der Natur den Schlüssel zum Heilen und Seelenwachstum.
Es ist die „blitzartige Erkenntnis", die wir empfangen, wenn der
Schlüssel sich dreht, welches die göttliche Alchemie der universellen
Verbundenheit, Geschwisterlichkeit und Einheit zwischen allen
Menschen und Völkern ist.

Dafür sind wir Edward Bach unermesslich dankbar.

Das Erlangen unserer Freiheit, das Gewinnen unserer Indivi-
dualität und Unabhängigkeit wird in den meisten Fällen viel Mut
und Vertrauen verlangen. Aber in den dunkelsten Stunden, wenn
der Erfolg geradezu unmöglich scheint, wollen wir immer daran

denken, dass Gottes Kinder sich niemals fürchten sollten und un-
sere Seelen uns nur solche Aufgaben anvertrauen, die wir erfüllen
können. Mit dem Mut und Vertrauen auf die innewohnende Gött-
lichkeit muss der Sieg all jenen zuteil werden, die nicht ablassen,
danach zu streben.[153]

Edward Bach, M.B., B.S., M.R.C.S., L.R.C.P., D.P.H.

153 Bach, *Gesammelte Werke*, S. 202

Die 38 Bachblüten-Essenzen
Alphabetische Liste

Agrimony*	Mustard
Aspen	Oak
Beech	Olive
Centaury*	Pine
Cerato*	Red Chestnut
Cherry Plum	Rock Rose*
Chestnut Bud	Rock Water
Chicory*	Scleranthus*
Clematis*	Star of Bethlehem
Crab Apple	Sweet Chestnut
Elm	Vervain*
Gentian*	Vine
Gorse	Walnut
Heather	Water Violet*
Holly	White Chestnut
Impatiens*	Wild Oat
Larch	Wild Rose
Mimulus*	Willow

kennzeichnet die Zwölf Heiler und Seelentypen

Praktische Angelegenheiten

Zahlreiche Blütenessenzen-Serien sind heute fast überall auf unserem Planeten erhältlich, doch es gilt als allgemein akzeptiert, dass sie alle, einschließlich ihrer Varianten, auf Dr. Bachs Arbeit basieren. Weil es so viele sind – inklusive solcher, die in Heimproduktion hergestellt werden –, ist es schwierig, alle verfügbaren Quellen zu kennen. Ich kann deshalb nur Information über jene Blütenessenzen anbieten, mit denen ich vertraut bin.

In Großbritannien gibt es zwei Hauptproduzenten, soweit mir bewusst ist. Die Serien beider Unternehmen umfassen achtunddrei-ßig Heilmittel – Kopien der siebenunddreißig Blütenessenzen und des Quellwassers, die Dr. Bach ursprünglich ausgewählt hatte. Die *Bach Flower Remedies* von A. Nelson, Ltd. (in Zusammenarbeit mit The Dr. Bach Centre, Oxfordshire) sind in sehr vielen Droge-rien und Reformhäusern erhältlich. Die von Julian Barnards Firma *Healing Herbs, Ltd.* (Herefordshire) angebotenen Heilmittel sind ebenfalls frei erhältlich durch Heilpraktiker, Naturkostläden und einige Apotheken und Drogerien.

In den Vereinigten Staaten werden Blütenheilmittel generell als Blüten-"Essenzen" angeboten, um den Auszeichnungsvorschriften der US-Bundesbehörde für Drogen und Lebensmittel gerecht zu werden, damit es keine Verwechslung der Begriffe gibt. Wie in Großbritannien sind Blütenessenzen in den Vereinigten Staaten in Naturkostläden erhältlich und werden durch große, landesweit operierende Lieferanten wie die Whole Foods Markets und Wild Oats Markets vertrieben.

Unter den wichtigen Serien, die in den Vereinigten Staaten er-hältlich sind und auf Dr. Bachs ursprünglichen achtunddreißig Heilmitteln basieren, gehören die Bach Flower Essences (Nelson-

Bach, USA, Wilmington, Massachusetts) und die Essenzen von der Flower Essence Society (FES) in Culver City, Kalifornien. Das FES-Angebot umfasst ein breites Spektrum von Heilmitteln, die aus einheimischen nordamerikanischen Blumen gewonnen werden; dieses Sortiment enthält auch – und das ist sehr wichtig – Julian Barnards bereits erwähnte achtunddreißig *Healing Herbs*. Weitere erwähnenswerte Repertoires, mit denen ich persönlich vertraut bin, sind die Desert Alchemy-Reihe (Tucson, Arizona), mit Blütenessenzen von Wüstenblumen, und die Perelandra-Reihen (Warrenton, Virginia). Das Perelandra-Angebot ist sehr breit gefächert in seinen Blütenessenzen, Lehren und Lernmaterialien und lohnt die eingehendere Beschäftigung. Mehrere weitere Blütenessenzen-Serien werden in den Vereinigten Staaten angeboten, auch im Internet solche aus anderen Ländern, besonders Südamerika, Japan und Australien.

Warnung: Bei der Auswahl von Heilmitteln ist es immer ratsam, die Quelle, den Hintergrund und die Denkweise der Lieferanten zu prüfen. Im Lauf der Jahre habe ich Hersteller kennengelernt, deren „Philosophie" einen Bogen um die Notwendigkeit macht, im Austausch für spirituelle Erleuchtung die sehr irdische emotionale Arbeit zu leisten. Solche Behauptungen und Reklame sind nicht nur „aus der Luft gegriffen", sondern schon in der Absicht der Scharlatanerie und definitiv nicht im Geiste von Dr. Bachs Philosophie.

Dr. Edward Bachs Ziel war es, ein System zur Heilung zu finden, das einfach in das alltägliche Leben jedes Menschen zu integrieren ist. Die nun folgende Information soll nur sehr allgemein gehaltene Richtlinien bieten.

Allgemeine Richtlinien für die Bachblüten-Essenzen

Um vorübergehende Gemütszustände oder negative Persönlichkeits-Charakteristika anzusprechen, treffen wir die Auswahl der geeigneten Heilmittel entsprechend den „Schlüssel-Hinweisen". Angesichts des Umstandes, dass es über zweihundert Millionen Kombinationen

der achtunddreißig Blütenessenzen gibt, sei auf ausführlichere An-
leitungen (als die in den Kapiteln Neun bis Fünfzehn gegebenen)
verwiesen, die in den unter „Literaturempfehlungen" aufgeführten
Quellen zu finden sind.

- Blütenessenzen gleichen in mancher Hinsicht homöopathischen
  Heilmitteln, sind jedoch nicht aus irgendwelchen Pflanzen oder
  Pflanzenteilen gewonnen, die giftig sind.

- Blütenessenzen können ohne Sorge um Wirkungsbeeinträchtigung
  aufgrund von Speisen oder Getränken irgendeiner Art zu jeder
  Tageszeit verwendet werden.

- Bei der Einnahme eines einzelnen der achtunddreißig Heilmittel
  beträgt die Einzeldosis zwei Tropfen, viermal am Tag – oder mehr,
  falls man das Bedürfnis danach hat. Sie können die Tropfen direkt
  auf die Zunge geben oder in ein Glas Quellwasser oder Saft und
  dann schluckweise einnehmen.

- Die von NelsonBach Ltd. und Healing Herbs Ltd. angebotenen
  Blütenessenzen sind in Weinbrand konserviert. Personen, die
  alkoholempfindlich sind oder es vorziehen, keinerlei Alkohol
  zu sich zu nehmen, können die Tropfen auch auf die Pulstast-
  punkte geben (gleiche Dosierung wie auf die Zunge). Sie können
  die Tropfen auch in ein Bad geben (fünf bis sechs Tropfen),
  Massageölen hinzufügen (fünf bis sechs Tropfen) oder in einer
  Sprühflasche verwenden, um einen Raum zu besprühen (fünf bis
  sechs Tropfen) usw.

- Sie können die Blütenessenzen auch in die Gießkanne geben
  (zwei Tropfen je Liter) oder in die Trinkwasserschale für Tiere
  (zwei Tropfen für kleine Tiere, zwei Tropfen je Liter für größere
  Tiere). Kleinen Tieren können Sie sie auch auf die Pfoten, die
  Nase oder in den Mund geben.

Persönliche Mischung

Dr. Bach erkannte, dass häufig nach mehr als einem Heilmittel zugleich gefragt wird und solche Kombinationen über eine längere Zeit hinweg anzuwenden sind. Kombinationen werden besonders dann verlangt, wenn eine Person mit tieferen emotionalen Themen zu kämpfen hat als solche vorübergehender Art, wie zum Beispiel Trauer. In der Praxis wird die Anzahl verschiedener Essenzen in einer „persönlichen Mischung" traditionell (je nach Hersteller) auf fünf bis sieben begrenzt. Eine solche Rezeptur fertigt man an, indem man eine sterilisierte 30ml-Tropfenflasche mit Quellwasser füllt. Dazu werden zwei Tropfen jeder der ausgewählten Blütenessenzen hinzugefügt. Zusätzlicher Weinbrand oder anderer Trinkalkohol kann hinzugegeben werden, um die Formel abzurunden und das Wasser zu stabilisieren. Dies ist nicht notwendig, in warmen Klimata jedoch nützlich. Die Dosis beträgt vier Tropfen, viermal (oder häufiger) am Tag. Ein Fläschchen dieser Größe sollte drei bis vier Wochen reichen. Dr. Bach fühlte, dass mindestens eine „persönliche Rezeptur-Flasche" aufgebraucht werden sollte, bevor eine Änderung der Zusammenstellung in Erwägung gezogen wird.

Rescue Remedy

Bevor er sich in Mount Vernon niederließ, verbrachte Bach den Winter 1933 und den Frühlingsbeginn 1934 in Cromer (Norfolk), wo er, wie Nora Weeks berichtet, Patienten behandelte und seine „Kenntnisse und Verständnis der Eigenschaften der neuen Heilmittel vertiefte"[154]. Irgendwann in jener Zeit stellte er eine Kombination von Rock Rose, Clematis und Impatiens zusammen, die er „Rescue Remedy" („Notfallmittel") nannte, zur Verwendung in Notfällen, bei Schock, Unfall, großem Schmerz, Angst oder Bewusstlosigkeit.

154 vgl. Weeks, *Edward Bach: Entdecker der Blütentherapie,* S.110

Weeks berichtet auch, dass er diese Kombination später durch zwei weitere Heilmittel ergänzte. Wir haben zwar keine Information über Einzelheiten, doch können wir spekulieren, dass es Cherry Plum und Star of Bethlehem waren, welche die Kombination vervollständigten, die wir heute als Dr. Bachs Rescue Remedy kennen. Beide Blütenessenzen gehören zu den letzten neunzehn, die Bach entdeckte, nachdem er im April 1934 nach Mount Vernon gezogen war.

Heute ist Dr. Bachs Rezeptur in der ganzen Welt bekannt als *das* Mittel in Zeiten von leichtem bis extremem Stress, bei Traumata oder anderen Notfällen. „Rescue"-Geschichten sind legendär, und in meiner Praxis habe ich Hunderte, darunter recht dramatische Berichte gehört. Ich selbst bin niemals ohne Rescue unterwegs. Es ist erhältlich in flüssiger oder Spray-Form (Dosierung vier Tropfen oder zwei Sprühstöße nach Bedarf) sowie als Creme (zur lokalen palliativen Anwendung, ergänzt durch Crab Apple). Diese Handelsformen sind erhältlich unter der Marke *Rescue Remedy* (von A. Nelson's, Großbritannien, oder Nelson Bach, USA, Ltd.). Dr. Bachs Rezeptur findet sich auch in Julian Barnards *Healing Herbs*-Serie, sowohl flüssig als auch als Creme, unter der Bezeichnung *Five Flower Formula.*

Wer sich für die spezifischen Heilungsdynamiken interessiert, die in Dr. Bachs „Rescue"-Rezeptur kombiniert sind, blättere zurück zu Kapitel Fünf (die Zwölf Heiler) mit näheren Beschreibungen von Clematis, Impatiens und Rock Rose. Kürzere Darstellungen von Cherry Plum sind zu finden in den Kapiteln Neun und Vierzehn, von Star of Bethlehem in den Kapiteln Zwölf und Fünfzehn, Crab Apple erscheint in Kapitel Zehn.

Literaturhinweise

Dr. Bachs eigene Schriften wurden von Julian Barnard zusammengestellt in *Gesammelte Werke* und in der Ausgabe *Die nachgelassenen Originalschriften,* herausgegeben von Judy Howard und John Ramsell.

Bach Edward, *Die nachgelassenen Originalschriften,* (Hrsg. Judy Howard, John Ramsell), München: Hugendubel 1991

Bach, Edward, *Gesammelte Werke. Von der Homöopathie zur Bach-Blütentherapie,* (Hrsg. Julian Barnard), Grafing: Aquamarin (Hardcover 1988 / Paperback 2003)

Ballantine, Rudolph, *Radical Healing: Integrating the World's Great Therapeutic Traditions to Create a New Transformative Medicine,* New York: Harmony 1999

Barnard, Julian, *Bach Flower Remedies: Form & Function,* Hereford: Flower Remedy Programme 2002

Chancellor, Philip M., *Das große Handbuch der Bachblüten,* Grafing: Aquamarin 1988

Dossey, Barbara, *Florence Nightingale, Mystic, Visionary, Healer,* New York: Lippincott, Williams & Wilkins 1999

Gerber, Richard, *Vibrational Medicine for the Twenty-First Century: The Complete Guide to Energy Healing and Spiritual Transformation,* New York: Eagle Book, Harper Collins 2000

Hasnas, Rachelle, *The Essence of Bach Flowers: Traditional and Transpersonal Use and Practice,* Freedom, Ca.: Crossing Press 1999

Hay, Louise, *Gesundheit für Körper und Seele,* München: Heyne 1989

Hodgson, Joan, *Stars and Chakras,* Hampshire: The White Eagle Publishing Trust 1978

Kornfield, Jack, *Geh den Weg des Herzens,* München: Kösel 1997

Myss, Caroline, *Chakren – die sieben Zentren von Kraft und Heilung,* München: Droemer 1997

Myss, Caroline, *Mut zur Heilung,* München: Droemer 2000

Rinpoche, Sogyal, *Das Tibetische Buch vom Leben und vom Sterben,* Frankfurt: Scherz 1993

Teasdale, Wayne, *Das mystische Herz,* Bielefeld: Aurum 2004

Weeks, Nora, *Edward Bach: Entdecker der Blütentherapie. Sein Leben – seine Erkenntnisse,* München: Hugendubel 1988

White Eagle, *Das große Astrologie-Buch,* Grafing: Aquamarin 1988

White Eagle, *Die Meister als Boten des Lichtes*, Grafing: Aquamarin 2003

White Eagle, *Die vier großen Einweihungen,* Grafing: Aquamarin 2000

White Eagle, *White Eagle on the Great Spirit,* Hampshire: The White Eagle Publishing Trust 2003

White Eagle, *Worte des inneren Meisters*, Grafing: Aquamarin 2004

Weitere im Text zitierte Quellen:

Bell, Rudolph M., *Holy Anorexia,* Chicago: University of Chicago Press 1997

Cameron, Julia, *Der Weg des Künstlers,* München: Droemer/Knaur 2000

Harper's Encyclopedia of Mystical and Paranormal Experience, 1991

Ingerman, Sandra, "Medicine for the Earth. Medicine for People", in: *Alternative Therapies in Health and Medicine* 9:6 (2003): pp. 77-84

Mack, Gaye, "Exploring Implications of Treating Eating Disorders with Vibrational Medicine as an Integrative Therapy", Chicago: DePaul University, 1999

Pert, Candace, "Neuropeptides, Aids, and the Science of Mind-Body Healing", in: *Alternative Therapies in Health and Medicine* 1:3 (1995): pp. 70-76

White Eagle, *Naturgeister und Engel,* Grafing: Aquamarin 2000

White Eagle, *Stella Polaris,* 1952

Das illustrierte Aura-Buch
Peter Michel
Die Aura verstehen und deuten
ISBN 978-3-89427-507-5
Taschenbuch

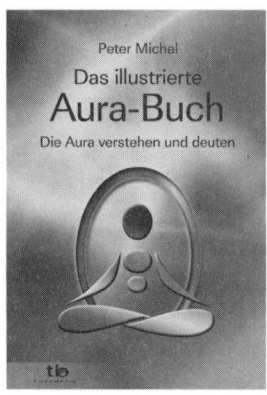

Die moderne wissenschaftliche Forschung
bestätigt durch ihren Nachweis der Existenz
von "Energiefeldern" allmählich das uralte
Wissen über die AURA. Alles Leben weist
eine energetische Ausstrahlung auf, die zu
allen Zeiten von hellsichtigen Menschen
erkannt und beschrieben wurde. In der Neu-
zeit waren es vor allem Forscher wie Char-
les W. Leadbeater, Dora Kunz, Geoffrey
Hodson, Erhard Bäzner oder Manuela
Oetinger, welche die Einsichten über die
Aura-Felder erheblich vertieften. Peter Michel stellt in seiner Gesamtschau
die wichtigsten Forschungsergebnisse dar, ergänzt durch beeindruckende
Illustrationen, die von Künstlern aufgrund der Beschreibungen hellsichtiger
Menschen geschaffen wurden. So wird die feinstoffliche Welt, die hinter
der materiellen Schöpfung liegt, allmählich transparent und verstehbar. Ein
Grundlagenwerk, das alle wesentlichen Erkenntnisse der modernen Aura-
Forschung dokumentiert und durch eine Fülle von Farbtafeln gut verständ-
lich darstellt!

Chakras und Farben
Lilla Bek ISBN
Die Kraft der Farben im Alltag nutzen
978-3-89427-0627-0
Taschenbuch, 444 Seiten

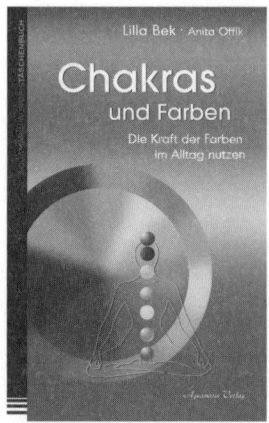

Farben bestimmen unser Leben. Sie wirken
auf uns zurück und können dem sachkun-
digen Beobachter wertvolle Aufschlüsse
über einen Menschen vermitteln. Lilla Bek,
eine der angesehensten Psychologinnen
und Heilerinnen Englands, veröffentlicht
in diesem umfassenden Kompendium die
Forschungsergebnisse einer lebenslangen
Beschäftigung mit dem Geheimnis der
Farben. Neben der grundsätzlichen Analyse
der Farbwirkungen enthält diese umfang-
reiche Studie zahlreiche Fallbeispiele, an-
hand derer ein leichter Zugang zum persönlichen Nutzen der Farbtherapie
möglich wird. Ein lichtvoller Führer zur Anwendung der Farbheilkunde im
eigenen Leben!

Schutzsteine

Wolfgang Hahl
Negative Energien wirkungsvoll abwehren
Taschenbuch, 144 Seiten
ISBN 978-3-89427-616-4

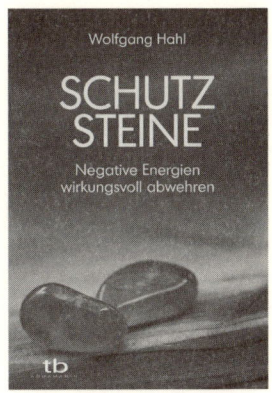

Wolfgang Hahl, der Begründer und Leiter des „Erdenhüter-Kristall-Steinkreises", ist ein ausgewiesener Experte auf dem Gebiet der Edelsteine und Kristalle. Seit mehr als einem Vierteljahrhundert arbeitet und forscht er über ihre wundervollen Wirkungen und heilenden Kräfte. Immer wieder kamen und kommen Menschen zu ihm, um einen Stein zu erwerben, der sie vor negativen Einflüssen schützen soll. Nicht jeder Stein ist jedoch ein Schutzstein; und nicht jeder Schutzstein ist für jeden Menschen in der gleichen Weise geeignet. Wolfgang Hahl beschreibt in diesem „Edelstein-Ratgeber" die wichtigsten Schutzsteine, ihre Funktion und Wirkweise und ihre optimale Anwendung. Damit kann auch der Laie mühelos die für ihn passenden Steine herausfinden und auf zielgerichtete Weise zum Schutz vor allen Arten negativer Kräfte einsetzen. Ein ideales Hilfsmittel, um die Kraft der Edelsteine zu erkennen und zum eigenen Schutz sinnvoll zu nutzen!

Das große Kundalini-Buch

Joachim Reinelt Kundalini-Erfahrungen
Taschenbuch, 400 Seiten
 ISBN 978-3-89427-629-4

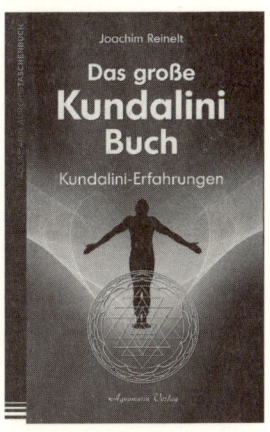

Joachim Reinelt behandelt alle Aspekte des geheimnisvollen Phänomens KUNDALINI. Er schildert die ersten Ursprünge von Kundalini-Erfahrungen in den frühen indischen Hochkulturen, zeichnet die Traditionslinien über Indien, Kaschmir und Tibet bis in die Gegenwart nach und schildert anhand bewegender Erlebnisberichte, wie Kundalini wirklich wirkt und welche dramatischen Veränderungen ihre Erweckung auslöst. Ein einzigartiges Sachbuch über die geheimnisvolle ?Schlangenkraft? im Körper des Menschen, die bei ihrem Aufstieg über das Chakra-System zu einer vollständigen Transformation des Individuums führt und letztlich ? zur ERLEUCHTUNG.

**Die Aura – Die Energiefelder
des Menschen**
Manuela Oetinger
Paperback, 190 Seiten
ISBN 978-3-89427-173-2

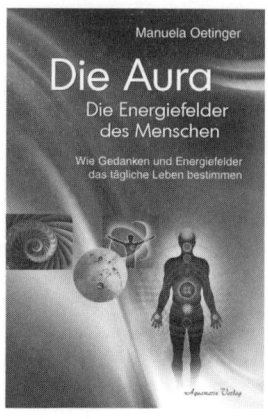

Von Kindheit an mit außergewöhnlichen
geistigen Fähigkeiten begabt, vermochte es
Manuela Oetinger, den Menschen auch als
feinstoffliches Wesen zu studieren. Sie lernte,
die höheren Wesensglieder und die seelische
Wirklichkeit der irdischen Persönlichkeit zu
erschauen und so die wahren Hintergründe
der Inkarnation auf Erden zu erkennen. Der
Mensch lebt in verschiedenen Ebenen und
empfängt ebenso aus diesen Sphären wie er
selbst auch Gedankenkräfte und Gefühlsimpulse in diese Bereiche ausstrahlt.
Die Aura des Menschen wird somit zum Brennpunkt eines kosmischen
Feldes, in dem der Einzelne in gewissem Ausmaße alles beeinflusst, aber
selbst auch von allem beeinflusst wird. Um hier hilfreiche Ratschläge über
das Verhalten im täglichen Leben zu vermitteln, verfasste Manuela Oetinger
ihr wegweisendes Buch.

Die Aura – Das Tor zur Seele
Manuela Oetinger
Taschenbuch, 218 Seiten
ISBN 978-3-89427-546-4

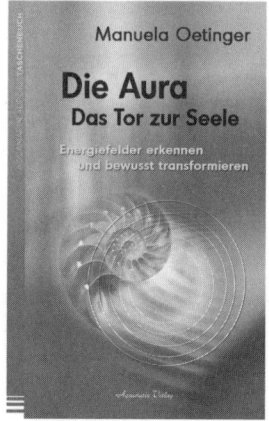

Der Mensch wird in jedem Augenblick
seines Lebens von zahlreichen Gedanken-
formen, Energiefeldern und Wesenheiten
umgeben. Sie alle üben mehr oder weniger starke Einflüsse auf sein Denken und
Fühlen aus, jeweils abhängig von seinem
individuellen Karma und seiner geistigen
Reife. Wer diese Einflüsse nicht erkennt,
unterliegt zweifelsohne in einem erhebli-
chen Grad einer Fremdbestimmung. Eine
neue Dimension der Aura-Forschung, die
Erkenntnisse erschließt, welche dem geistig Suchenden bisher nicht zur Verfügung
standen. Ein Meilenstein!

Wie schütze ich meine Aura?
William Bloom
Mit einfachen Übungen für den Alltag
Taschenbuch 160 Seiten
ISBN 978-3-89427-615-7

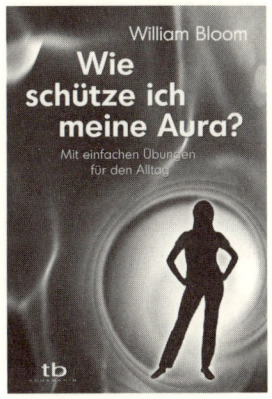

Reagieren Sie empfindlich auf eine unangenehme Atmosphäre, auf negative Gedanken
oder aggressive Menschen? Möchten Sie
sich vor Menschen schützen, die Ihnen
„Energie abziehen"? Möchten Sie Ihre Le-
benssphäre so gestalten, dass sie vor Fremd-
beeinflussung sicher ist? Wenn Sie diese und
ähnliche Fragen bejahen, wird Ihnen das
vorliegende Buch von Dr. William Bloom
eine Reihe von äußerst hilfreichen Übungen
und Techniken an die Hand geben, um sich selbst, Ihre Lieben und Ihre
Umgebung vor negativen Einflüssen zu bewahren. Sie lernen, Ihre Aura
wirksam zu schützen und Ihre Umgebung zu reinigen. Sie finden Übungen,
um ein Haus oder einen Raum zu segnen. Sie können auf mühelose Weise
innere Lebensfreude verwirklichen und mit einfachen Techniken blok-
kierende Ängste überwinden. Ein Begleiter für den Alltag, der eine Fülle
leicht anwendbarer Ratschläge bereit hält, um das Leben sicherer zu gestalten und so mehr Lebensfreude zu finden!

Wie schütze ich meine Chakras?
Brenda Davies
Praktische Übungen für den Alltag
Taschenbuch, 168 Seiten
ISBN 978-3-89427-617-1

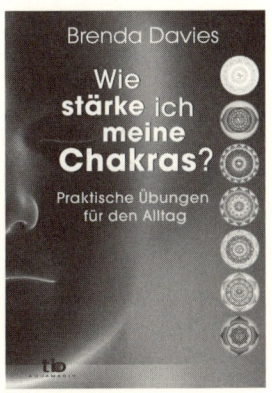

In ihrem überaus praktischen „Arbeitsbuch
zu den Chakras" gibt Dr. Brenda Davies
zahlreiche wertvolle Hinweise für den Um-
gang mit den Energiefeldern der Chakras
im täglichen Leben. • Welche Krankheiten
werden ausgelöst, wenn ein Chakra eine
Unterfunktion aufweist? • Wie kann ich
ein Chakra stärken, um eine Fehlfunktion
auszugleichen? • Wie zeigt ein Chakra an,
dass im täglichen Leben oder in einer Beziehung ein Mangel vorliegt? •
Welche Übungen kann man praktizieren, um sich im Alltag vor „Energie-
Vampiren" zu schützen? • Welche Affirmationen kann man einsetzen, um
die Energie eines Chakras zu erhöhen? Auf diese und viele andere Fragen
liefert dieser Ratgeber ausgesprochen nützliche Hinweise. Er wird sich als
hilfreicher spiritueller Wegbegleiter und eine ständige Quelle der Inspiration auf dem Weg durch das Leben erweisen!